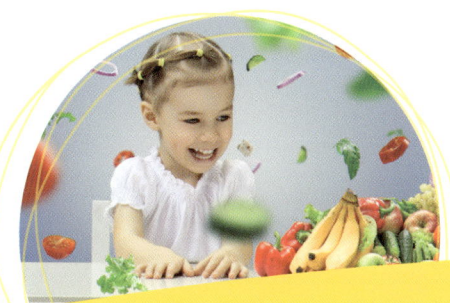

Simone Vetters
Ruediger Dahlke

GUTES ESSEN

für gesunde Kinder
ohne Allergien

vegan & glutenfrei

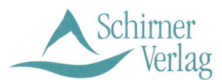

Schirner Verlag

Die Ratschläge in diesem Buch sind sorgfältig erwogen und geprüft. Sie bieten jedoch keinen Ersatz für kompetenten medizinischen Rat, sondern dienen der Begleitung und der Anregung der Selbstheilungskräfte. Alle Angaben in diesem Buch erfolgen daher ohne Gewährleistung oder Garantie seitens der Autoren oder des Verlages. Eine Haftung der Autoren bzw. des Verlages und seiner Beauftragten für Personen-, Sach- und Vermögensschäden ist daher ausgeschlossen.

Dieses Buch enthält auch Verweise zu Webseiten, auf deren Inhalte weder die Autoren noch der Verlag Einfluss haben. Für diese Inhalte wird keine Gewähr übernommen. Der jeweilige Anbieter oder Betreiber der verlinkten Seiten ist stets selbst für deren Inhalte verantwortlich.

ISBN 978-3-8434-1222-3

Simone Vetters & Ruediger Dahlke:	Umschlag: Silja Bernspitz, Schirner,
Gutes Essen für gesunde Kinder	unter Verwendung von # 311967932 (© Daxiao
ohne Allergien	Productions), # 167467136 (© Yuganov Konstantin),
vegan und glutenfrei	# 304697231 (© Kraphix), www.shutterstock.com
© 2016 Schirner Verlag, Darmstadt	Layout: Silja Bernspitz, Schirner
	Lektorat: Kerstin Noack, Schirner
	Printed by: Ren Medien GmbH, Germany

www.schirner.com

1. Auflage März 2016

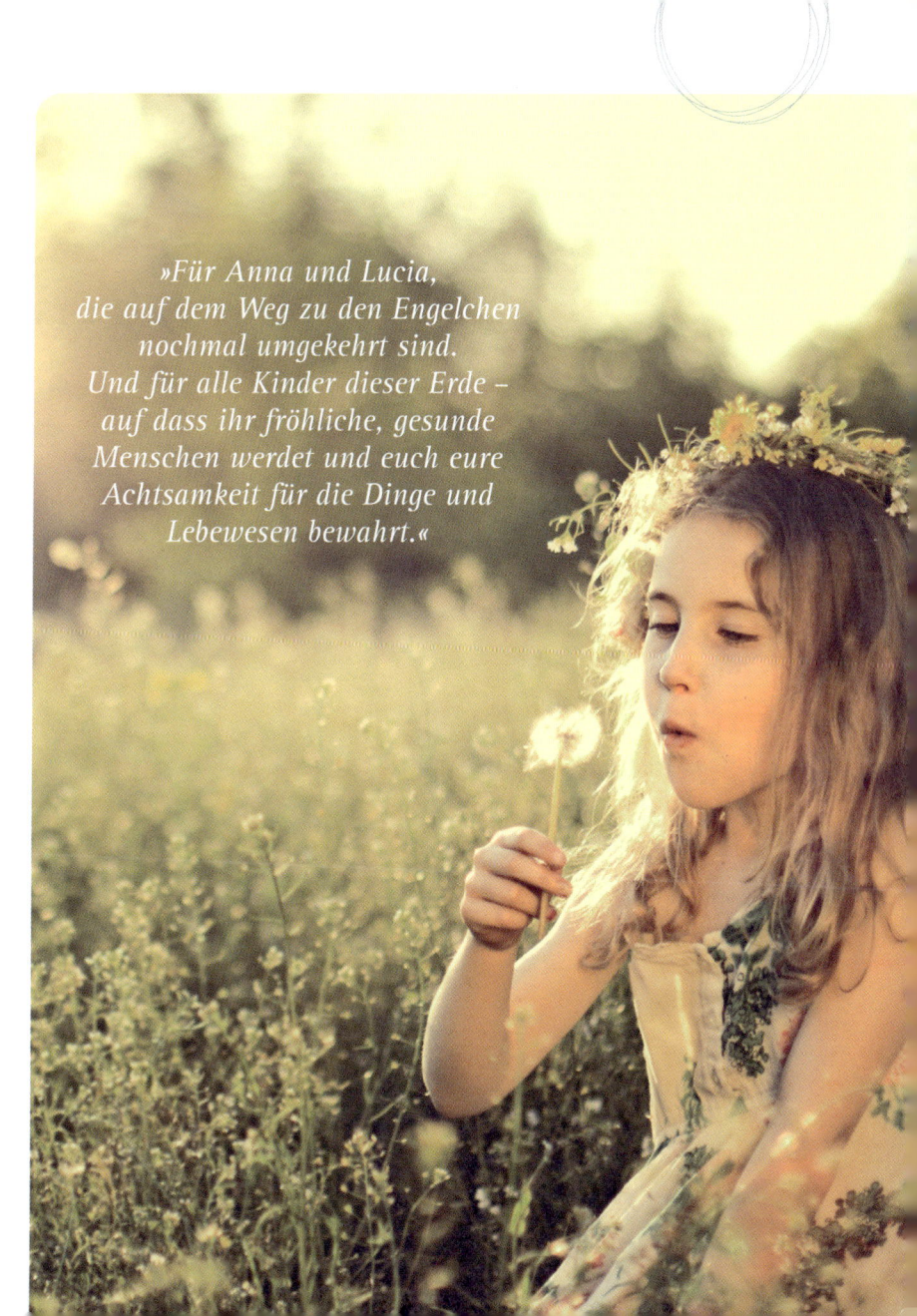

»Für Anna und Lucia,
die auf dem Weg zu den Engelchen
nochmal umgekehrt sind.
Und für alle Kinder dieser Erde –
auf dass ihr fröhliche, gesunde
Menschen werdet und euch eure
Achtsamkeit für die Dinge und
Lebewesen bewahrt.«

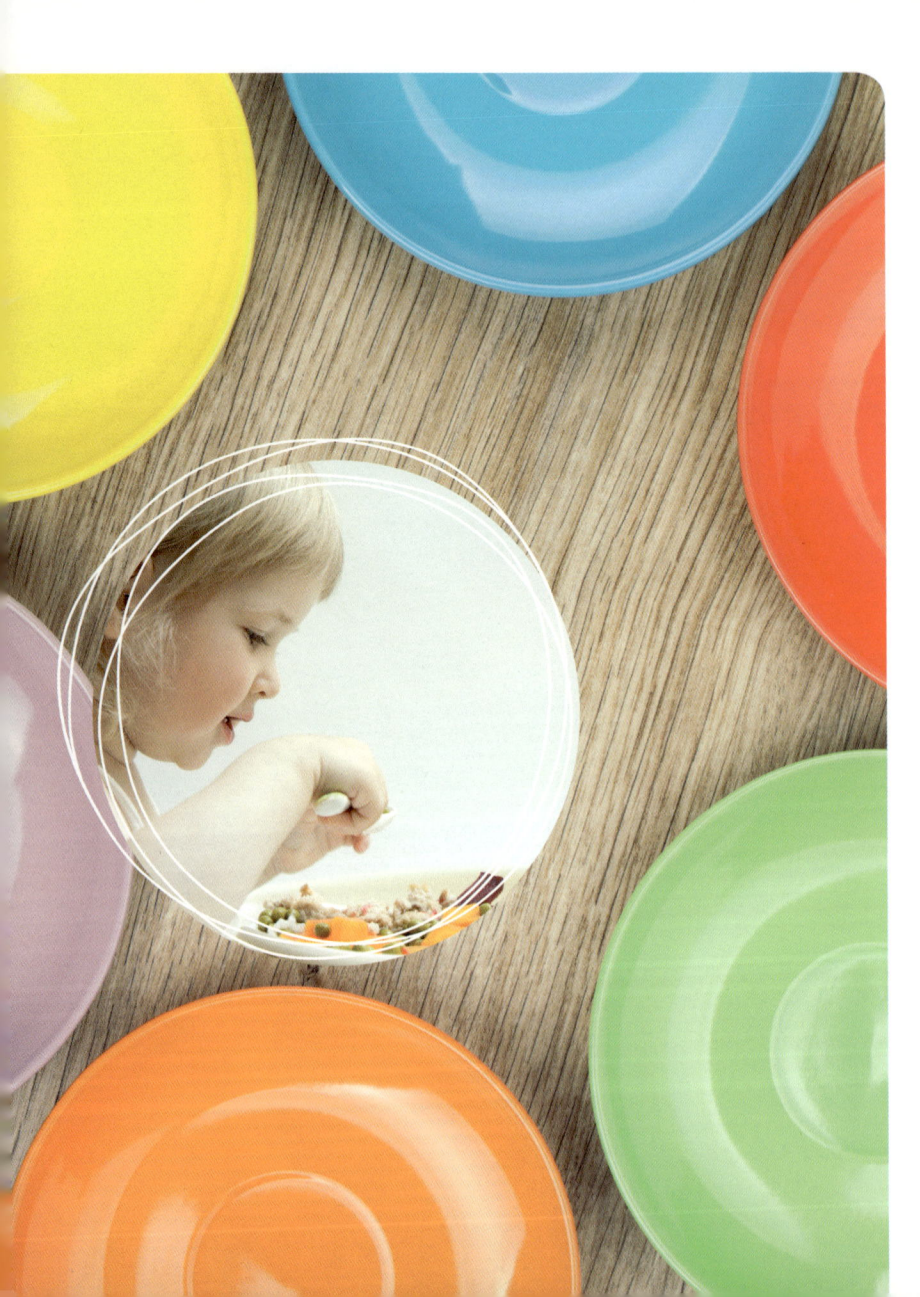

Inhalt

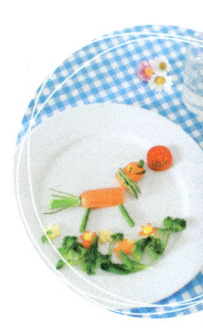

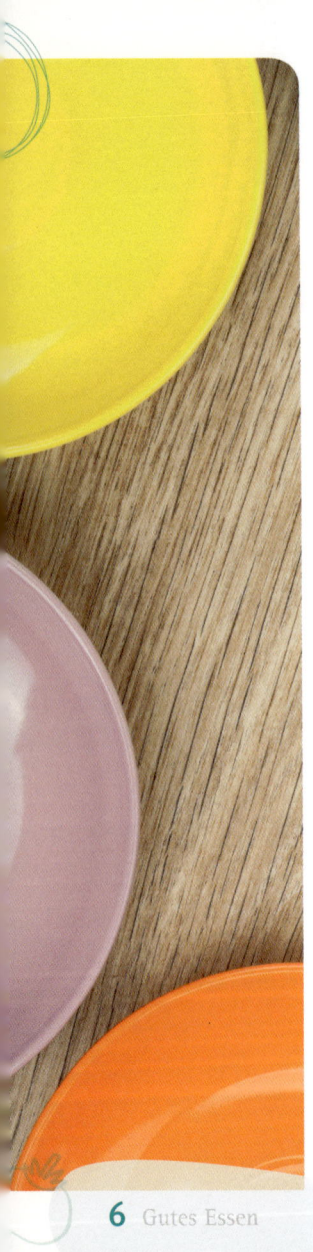

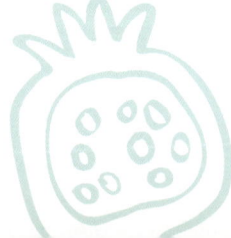

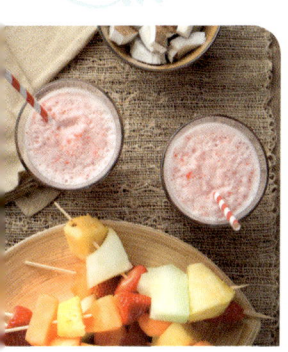

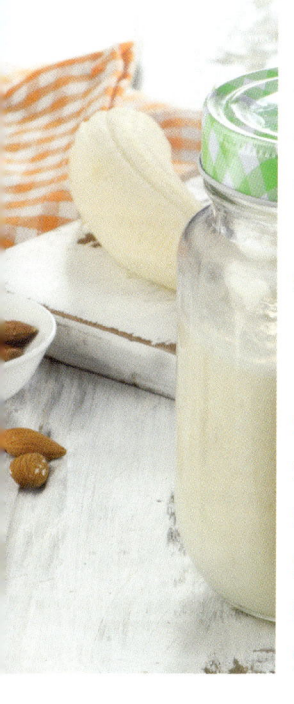

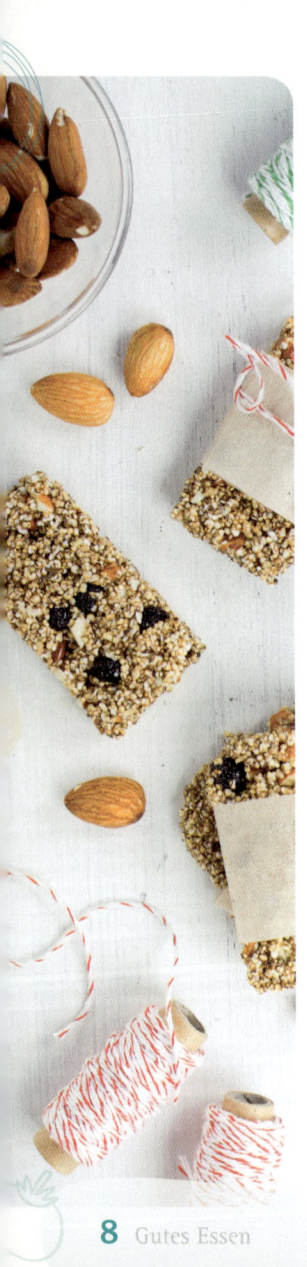

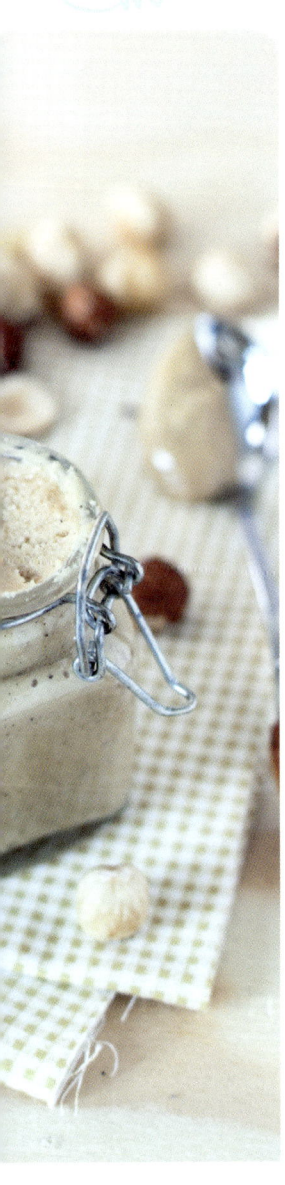

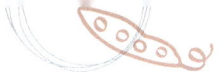

Einführende Gedanken von Ruediger Dahlke

Seit ich »Peace-Food« auf den Weg und die neue vegane Welle mit in Gang bringen durfte, werde ich nach veganer Kinderernährung gefragt. Natürlich wollen Mütter das »Peace-Food«-Erlebnis mit ihren Kleinsten teilen und auch für sie nur das Beste. Das ist so verständlich wie natürlich und gesund.

Wie natürlich pflanzlich-vollwertige Kost für Kinder ist, verraten sie uns selbst. Kein Kind bekommt Lust auf Kaninchenbraten beim Spielen mit Kaninchen, aber fast jedes hat spontan Lust auf reife Beeren und Früchte. Allerdings gibt es zu veganer Kinderkost erstaunlich negative Kommentare von erstaunlich unkundigen Medizinern und Ernährungsberatern und -beraterinnen. Für deren Dilemma habe ich Verständnis, aber dürfen wir unsere Kinder weiter darunter leiden lassen, dass wir fehlinformiert wurden?

Als Ärzte haben wir unglaublich wenig über Ernährung gelernt, was mich schon während des Studiums ärgerte. Heute bin ich jedoch froh darüber, denn das Wenige, das wir lernten, war größtenteils falsch. Und wenig ist natürlich besser als viel Falsches. Die Ernährungsberater/-innen aber haben viel davon gelernt, und das zu erkennen, ist natürlich hart, was die notwendigen Konsequenzen angeht. Wir müssen alle umdenken, was gesunde Ernährung angeht. »Fleisch gibt Kraft, und Milch macht starke Knochen«, wurde uns beigebracht. Und nun belegen so viele eindrucksvolle Studi-

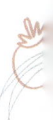

en, dass selbst die WHO mittlerweile zugeben muss, Fleisch fördert Krebs. Auch Milch(produkte) tun das, wobei letztere zudem die Knochen durch verschärfte Osteoporose schädigen und jugendlichem Diabetes (Typ I) das Feld bereiten.

Die größte Vereinigung von Ernährungsspezialisten dieser Welt, die US-amerikanische ANA (American Nutrition and Diatetics Assoziation), erklärt: Gut geplante vegane Kost ist in jeder Lebensphase zu empfehlen. Tatsächlich müssten Ärzte werdenden Müttern neben Tabak auch Tierprotein ausreden, erst recht stillenden Müttern. Denn 92 % des heute aufgenommenen Giftes stammt – nach der letzten Schweizer Untersuchung – aus Tierprotein. In meinem Buch »Veganize your Life« illustriert eine bestürzende Grafik die Giftmengen in Muttermilch von Mischköstlerinnen, Vegetarierinnen und Veganerinnen: Bei Mischköstlerinnen ist diese unverantwortlich hoch, bei Vegetarierinnen deutlich geringer, bei Veganerinnen nur noch minimal. Leider hat diese wissenschaftliche Erkenntnis noch nicht alle europäischen Ernährungsgesellschaften erreicht, geschweige denn die Schulmedizin. Darauf sollten wir auch nicht warten, unsere Kleinsten sollten uns schon jetzt wichtig genug sein, Konsequenzen zu ziehen und ihnen Gifte und Schäden zu ersparen.

Wir können bereits heute unseren Kindern mit pflanzlich-vollwertiger Kost nicht nur Diabetes ersparen, sondern die Weichen von Anfang an auf Gesundheit stellen. Tierprotein stellt sich immer mehr als schreckliche Belastung heraus. Pflanzlich-vollwertige Kost bietet dagegen die Möglichkeit entscheidender Vorbeugung – nicht nur, aber ganz entschieden auch schon zu Beginn des Lebens.

Mit Simone Vetters diskutiere ich seit Langem Ernährungsfragen und leite mit ihr unsere Fasten-Wander-Seminare in TamanGa, unserem

»Fasten-Zentrum« in der Südsteiermark. Sie unterstützt mich bei den Ausbildungen zum Ernährungsberater »Peace-Food«, ist durch eigene Erfahrung zur gleichen Ernährungsstrategie gelangt und hat in eigener Regie den konsequenten Schritt von »Peace-Food« zu »Geheimnis der Lebensenergie« mit vollzogen und Gluten weggelassen. Insofern bin ich gern ihrer Einladung gefolgt, dieses so wichtige Buch einzuleiten und später aus ärztlicher Sicht zu ergänzen.[1]

Mit ihrem breiten Pflanzen- und Kräuterwissen ist sie obendrein prädestiniert, bei dieser wichtigsten Weichenstellung zur Ernährung in der Kindheit Eltern beizustehen. So handelt dieses Kochbuch viel von Rohkost, propagiert Frische und lässt Gluten, den Weizenkleber, weg. Bereits Kindern Gewebeverschleimung (durch Milch(produkte)) und Verkleben von Nervensystem und Gehirn (durch Gluten) zu ersparen, ist die gesündeste Mitgift, die wir ihnen mit auf den Lebensweg geben können.

Simone Vetters leistet hier im besten Sinne Entwicklungshilfe, und ich freue mich, Sie dabei zu unterstützen, wie sie mich in vielen Seminaren und bei »Geheimnis der Lebensenergie« unterstützt hat. Kinder von Anfang an auf die richtige Spur zu bringen, was Ernährung und Lebensenergie angeht, ist eine der vornehmsten Aufgaben der Medizin.

Ruediger Dahlke

Gut geplante vegane Kost ist in jeder Lebensphase zu empfehlen.

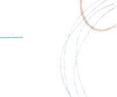

---

1 Ruediger Dahlkes Ergänzungen sind im Buch entsprechend hervorgehoben.

Warum dieses Buch entstand

Seit 2001 beschäftige ich mich intensiv mit dem Thema Ernährung und lebe seit 2004 aktiv meine Berufung, Menschen in Form von Fasten- und Rohkostwanderwochen, Kräuterexkursionen (auch für Kindergärten) und kleinen Workshops an eine gesunde Lebensweise heranzuführen. In den letzten Jahren erschienen auffällig viele und zu meiner Freude auch gute Bücher zum Thema »Ernährung« – sei es zur Rohkost, zu Grünen Smoothies, veganer Ernährung oder Superfoods. In der Sparte »Kinderernährung« ist in der gesundheitsfördernden Kombination von glutenfrei, vegan und rohkostbetont jedoch noch nicht sehr viel geschrieben worden. Und das in einer Zeit, in der mehr und mehr Unverträglichkeiten auftreten, Kinder offensiv Fleisch und Milch verweigern, und ratlose Eltern gar nicht wissen, wem sie Glauben schenken sollen. In meinen Kursen hatte ich schon zehn Jahre lang viele berührende Heilungsverläufe beobachten können, als meine jüngste Nichte Lucia das Licht der Welt erblickte – leider verbunden mit einer sehr dramatischen Geburt. Sie verbrachte die ersten drei Wochen ihres Lebens auf der Intensivstation und im Säuglingszimmer statt in Mamas Armen. Meine Schwester lag die erste Zeit im Koma und konnte danach nur sehr unzureichend selbst stillen, sodass sie sich auf meinen Rat für Ziegenmilch-Säuglingsnahrung[2] entschied, die die Kleine gut vertrug.

---

2 Ziegenmilch enthält viel mehr Biophotonen als Kuhmilch, was sich schon allein durch die sehr unterschiedliche Futterzusammensetzung der Tiere erklären lässt: Der größte Teil der Kühe muss sich artfremd, nämlich von Getreide, ernähren, erhält kein Sonnenlicht und im besten Falle Silage (fermentiertes Gras) oder einfaches Wiesenheu. Ziegen hingegen weiden in den allermeisten Fällen auf kräuterdurchsetzten Wiesen – Wildkräuter haben den höchsten energetischen Nährwert und eine höhere Biophotonenausstrahlung als herkömmliche Pflanzen –, und die Ziegenmilchproduktion erfolgt in viel überschaubarer organisierten Betrieben.

Der Wunsch meiner Schwester war, die Geschmacksbildung ihrer Tochter möglichst positiv zu beeinflussen, was ich gerne unterstützte. So begann sie ab dem 5. Monat, Gurken, Karotten und Selleriestangen zum Lutschen anzubieten sowie ab dem 7. Monat erste milde Grüne Smoothies und Rohkostbrei. Das Ergebnis ist erstaunlich: Jetzt, mit 17 Monaten, zieht sie sogar bittere Smoothies mitsamt Zitronenschale jedem Getreidebrei vor, und auch andere Powershakes mag sie viel lieber als Joghurt oder klassischen Kakao. Sie hatte nie Windelausschlag, Milchschorf oder sonstige Hautirritationen. Und Schnupfen bekam sie bisher nur in Zeiten, in denen sie keinen Smoothie bekam und mit Brot gefüttert wurde. Die ältere Generation kennt noch den Begriff »Brotschnupfen« – der Körper aktiviert Leukozyten, also seine Polizisten, um die unnützen Stoffe abzutransportieren.

Ich möchte allen Eltern, die mit Schwierigkeiten rund um die Entwicklung oder Gesundheit ihres Kindes kämpfen, Mut machen, Verantwortung für diese Dinge zu übernehmen. Ich helfe Ihnen, diese so wichtige Säule der Gesundheit, die Ernährung, kindgerecht zu gestalten und den Weg zu ebnen für einen energiereichen, fröhlichen Start ins Leben.

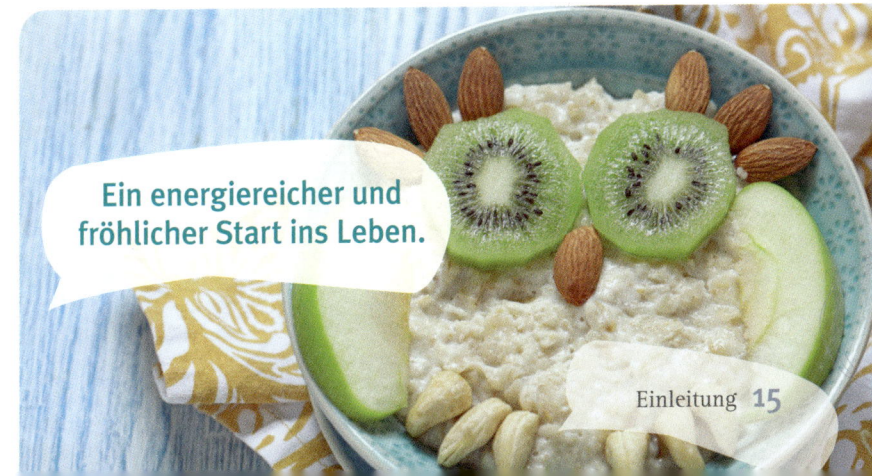

Ein energiereicher und fröhlicher Start ins Leben.

Pflanzlich-vollwertige Kinderkost aus ärztlicher Sicht

All den von der Industrie und ihren medizinischen Handlangern geäußerten anderslautenden Aussagen zum Trotz gibt es eine große Bevölkerungsgruppe, die seit Generationen vegan lebt. Die Adventisten in Kalifornien um die Stadt Loma Linda, die ihre Kinder wie sich selbst seit Generationen konsequent tierproteinfrei ernähren – sie sind wissenschaftlich vielfach untersucht und bestätigt, heute die langlebigste Bevölkerungsgruppe auf dieser Erde mit einer durchschnittlichen Lebenserwartung von 91 Jahren bei Frauen und 89 Jahren bei Männern (nach Prof. Claus Leitzmann). Aus den Adventists Studies I und II geht eindeutig und hochsignifikant hervor, was für vielfältige gesundheitliche Vorteile diese Kost in allen Lebensphasen und -altern bietet.

In fast 40 Jahren ärztlicher Tätigkeit habe ich Müttern mit allergiegeplagten Kindern geraten, ab sofort auf Milch(produkte) zu verzichten – sowohl als Stillende, vor allem aber auch in der Kindernahrung. Allein schon dieser Rat hat vielen kleinen Milchschorf- und Neurodermitis-Patienten entscheidend geholfen.

Wir wissen heute, wie rasch der CRP-Wert, der Marker für Entzündungen im Organismus, zurückgeht, sobald wir Tierprotein weglassen. All die Kinderkrankheiten, die immer entzündlicher Art sind, verlaufen leichter oder oft sogar unbemerkt, wenn die Abwehrkraft des Körpers besser ist, was pflanzlich-vollwertige Kost nachweislich bewirkt.

Das drittwichtigste »Schicksalsgesetz« besagt, dass alles schon im Anfang begründet liegt: Es ist so wichtig, gleich von Anfang an die

Weichen so zu stellen, dass unsere Kinder nicht unnötigen Gefahren durch schwache Abwehrlage, einen behinderten Stoffwechsel oder blockierte Nervenleistung ausgesetzt sind und in ihren Entfaltungsmöglichkeiten eingeschränkt werden.

Überhaupt hat es sich nicht nur für Erwachsene bewährt, die Spielregeln des Lebens (an) zu erkennen, sondern Kinder schon mit diesem Wissen ausgerüstet ins Leben zu schicken. Es bietet eine wundervolle Chance für sie und uns. Körperlich pflanzlich-vollwertig ernährt und geistig entsprechend mit Märchen und dem Wissen um die »Schicksalsgesetze«, die Spielregeln des Lebens, genährt, sind sie auf den wichtigsten Ebenen optimal vorbereitet.

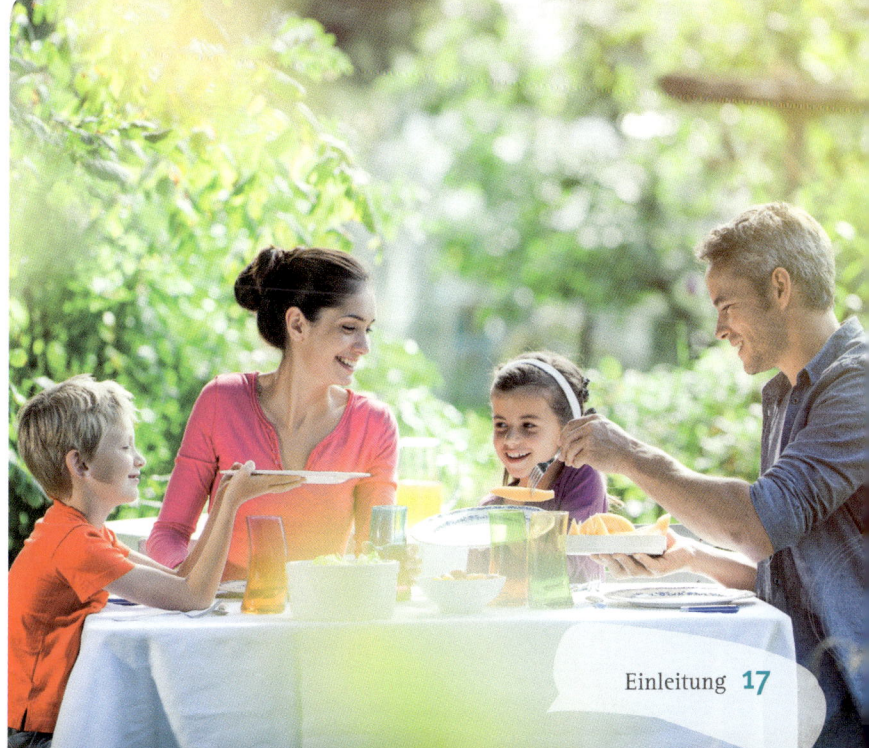

Die erste Fremdnahrung –
Geschmacksbildung behutsam steuern

Sobald Ihr Baby andere Nahrungsmittel als die Muttermilch verstoffwechseln kann, dürfen Sie sie ihm anbieten. Wann ist das nun der Fall? Die Verdauungsfähigkeit von Stärke zum Beispiel hängt mit dem Einspeicheln zusammen. Solange ein Kind nur gewohnt ist, zu saugen, gelangt der Speisebrei direkt durch den Schlund in den Magen, was für die Stärkeverdauung sehr ungünstig ist. Es ist also nicht gut, als erste Nahrung nach der Milch Brot oder Kartoffelbrei anzubieten, auch wenn sich das bei vielen Müttern als mild und machbar herumgesprochen hat. Durch das Nuckeln am Brot lernen Babys zwar das Einspeicheln – man zieht sich dann aber ein glutensüchtiges Kind heran, was überhaupt nicht sein muss, denn es gibt sehr viele gesündere, schmackhaftere Dinge, die Ihr Baby gerne probieren möchte. Unter Aufsicht können zum Beispiel rohe Gurken, Fenchel, Karotten, Kohlrabi oder Selleriestangen zum Lutschen angeboten werden, sobald das Baby neugierig seine Händchen reckt.

Grundsätzlich gilt:

Es ist besser, zum Lutschen eher Gemüse anzubieten, weil hier weder durch Fruchtsäuren noch -zucker der Zahnschmelz geschädigt wird. Gemüse und grüne Blätter mineralisieren die Zähne und sorgen für gesundes Milieu im Mundraum. Sie können das Angebot auch ausweiten auf Äpfel und andere Obstsorten, die sich zum Lutschen eignen. Aber gerade wenn schon Zähne da sind, sollte auf Obst nicht zu lange herumgelutscht werden. Manche Kinder reagieren sehr empfindlich auf Fruchtsäuren, deshalb geben Sie besser unter einem Jahr keine oder nur wenig Orangen, Tomaten, Erdbeeren und andere Früchte mit hohem Säuregehalt.

Generell gilt:
Je besser der Mineralienhaushalt ist, desto weniger allergische Reaktionen auf Obstsäuren wird es geben. Gurken und Selleriestangen sind hier gute Wegbereiter.

Diese erste geschmacksbildende Phase ist sehr wertvoll – jetzt können Sie die Grundsteine legen für die Lust auf Junkfood oder Grüne Smoothies. Je vielfältiger das Angebot ist, desto mehr werden die Geschmacksnerven angeregt. Es ist allerdings besser, nicht zu viel zu vermischen – am besten bieten sie pro Mahlzeit nur maximal zwei verschiedene Dinge zum Lutschen an, zum Beispiel Gurke und Karotte. Dabei gibt das Ritual, zusammen am Tisch zu sitzen, dem Baby Sicherheit und ein gutes Gefühl. Je mehr Zähnchen nun in seinem Mund erscheinen, desto mehr wird es an fremden Geschmäckern interessiert sein. Jetzt ist aber auch noch gut darauf zu achten, dass keine größeren Stücke verschluckt werden und im Hals stecken bleiben. Deshalb bieten Sie diese Knabbereien wirklich nur an, wenn Sie dabeisitzen – nebenbei bekommt Ihr Baby das schöne Gefühl des familiären Beisammenseins am Tisch. Und wer den Sellerie frisch und nicht als die ungeliebte Suppe bei Oma kennenlernt, hat Chancen, ihn vielleicht sogar zum Lieblingsgemüse zu befördern. Das wäre von Vorteil, denn er ist sehr reich an wertvollen Mineralien und enthält gesunde Salze. Ich bin gespannt auf Ihre Erfahrungen – schreiben Sie mir gerne, welche Vorlieben Ihr Kind in den ersten Lebensjahren entwickelt! Lucias drittes Wort (nach »Mama« und »Oma«) war tatsächlich »Gurke« – wonach sie oft verlangte. Gurken sind bis heute ihre Lieblinge geblieben.

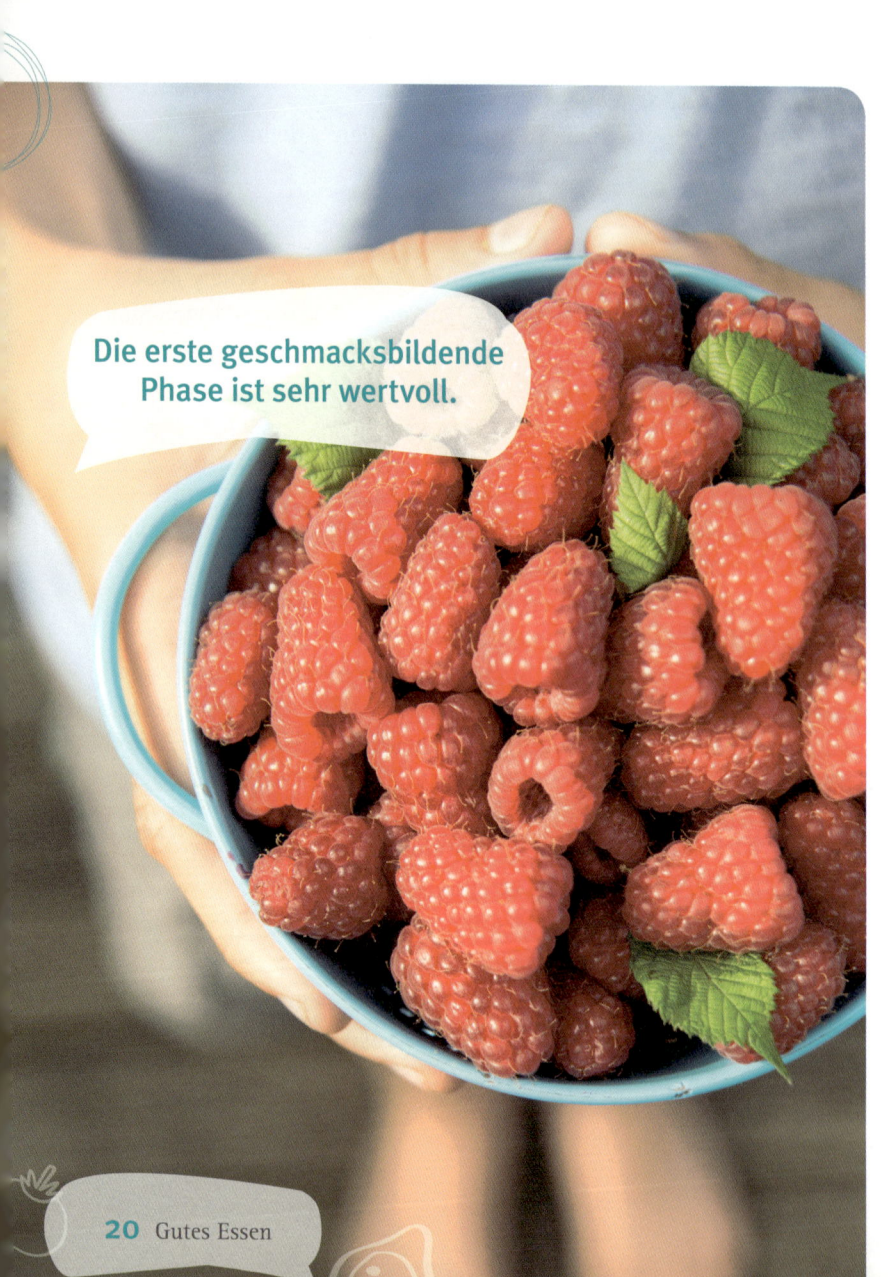

Die erste geschmacksbildende
Phase ist sehr wertvoll.

Darum lieben Kinder Ungekochtes –
Vorteile von Vitalkost

Kindern werden vorzugsweise ungewürzte Speisen angeboten. Dabei ist es bei vielen Eltern leider oft üblich, ursprünglich leckeres Biogemüse so lange zu kochen, dass es weder appetitlich aussieht, noch riecht oder schmeckt. Die verständliche Reaktion der Kinder: Der Brei wird wieder ausgespuckt. Ein Großteil der Nährstoffe geht durch den Kochvorgang verloren, die Eiweiße sind denaturiert und damit schlecht aufzuspalten. Babys haben ein sehr feines Geschmacksempfinden und reagieren auf Unnatürliches erst einmal mit: Nein, das will ich nicht! Auch Kleinkinder werden immer noch den rohen Kohlrabi dem gekochten vorziehen. Erinnern Sie sich noch an Ihre Kindheit? Haben Sie Ihre Mutter beim Kochen gebeten, Ihnen rohe Kohlrabistiftchen abzugeben, bevor die Küche anfing, übel nach gekochtem Kohl zu stinken? Beim Kochen zerfallen Eiweiße und auch andere Molekülstrukturen in Lebensmitteln, und Letztere verlieren so einen großen Teil ihrer Wertigkeit. Retten lässt sich das geschmacklich dann nur durch eine Portion Salz und Gewürze – besser man dünstet das Gemüse sehr kurz und behutsam oder bereitet die Speisen im Wok zu.

Das Kochen und Braten von Speisen hat bei uns eine lange Tradition, erst die Brataromen lassen uns das Wasser im Mund zusammenlaufen. Ihr Baby aber würde eher entsetzt reagieren, würden Sie ihm den Bratkartoffelgeschmack als erste Nahrung nach der Muttermilch zumuten. Womit hängt das zusammen? Zu St. Martin oder Weihnachten gibt es klassischerweise eine gebratene Gans, zu Ostern den Hefezopf, im Sommer Grillgelage. Dabei hat das gemeinsame Essen immer auch

Ritualcharakter. Etwas Besonderes wird gefeiert. Euphorie liegt in der Luft, genauso wie die Düfte des Essens. Im Gehirn und damit unserer Erinnerung werden nun diese Dinge miteinander verknüpft und als wohlig, gemütlich oder feierlich abgespeichert. Hätten wir diese Feste immer mit Platten voll von reifem Obst, Gemüsesticks und leckeren Dips gefeiert, wäre die Verknüpfung eine andere. Menschen, die kein Fleisch essen, können das nachvollziehen, denn ihnen wird beim Grillgeruch im Sommer eher übel – sie erinnert der Geruch des verbrannten Fleisches an Kadaver. So geht es auch Kindern, die noch nicht durch Salz und Gewürze auf unsere Essgewohnheiten eingestimmt sind.

Unser Organismus und damit auch unsere Verdauung funktionieren noch so wie die unserer Vorfahren. Sie aßen rohe Nahrungsmittel. In der Natur kocht außer uns Menschen niemand seine Nahrung. Und auch wenn wir das als Errungenschaft ansehen, macht doch im Grunde jede Studie zu dem Thema deutlich: Für unsere Gesundheit ist es ein Fehltritt gewesen. Kinder sind nun von diesen Wohligkeitsverknüpfungen im Gehirn noch gar nicht geprägt und werden natürlicherweise reife Früchte dem Gänsebraten vorziehen. Wir haben die Chance, den kommenden Generationen sämtliche ernährungsbedingten Krankheiten zu ersparen, wenn wir ihre Geschmacksbildung durch das Anbieten von lebendigen, frischen Lebensmitteln positiv beeinflussen.

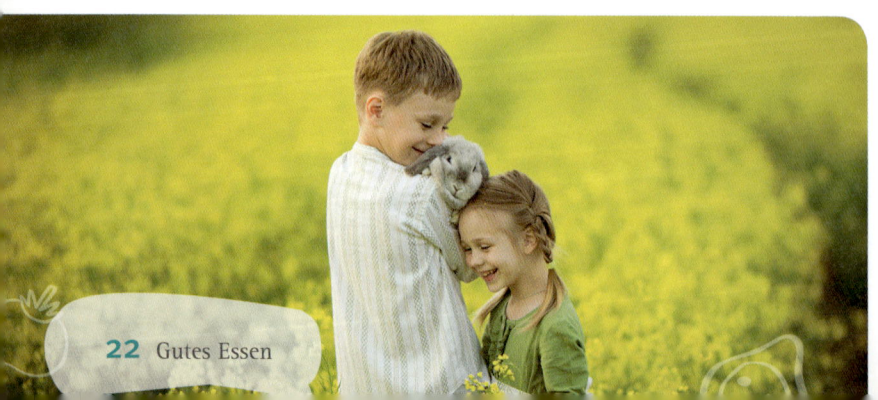

Ein weiteres Argument dafür, auf frische, rohe Lebensmittel zurückzugreifen: Bei Temperaturen über 42 °C sterben die meisten Enzyme und Vitalstoffe in der Nahrung ab und sind somit für den Körper nicht mehr verfügbar. Einen Beweis dafür, dass erhitzte Nahrung tatsächlich unnatürlich für unseren Körper ist, der noch so funktioniert wie vor Tausenden von Jahren, liefert die Leukozytose: Nach dem Genuss gekochter Nahrung steigt die Anzahl der weißen Blutkörperchen (Leukozyten) im Blut und auch im Darm sprunghaft an, der Körper tritt in Alarmbereitschaft und nimmt eine Verteidigungshaltung ein. Die gekochte Nahrung stellt also einen Angriff auf das Immunsystem dar.

Noch deutlicher zeigt dies Francis Pottengers Katzenversuch: Seine Studie erstreckte sich über zehn Jahre und wurde an insgesamt 900 Katzen durchgeführt. Eine Katzengruppe erhielt ungekochtes Fleisch und rohe Milch, die andere Gruppe bekam beides gekocht. Während die Katzen mit ungekochtem Futter über Generationen gesunde Kätzchen gebaren und keine nennenswerten Krankheiten aufwiesen, traten bei der anderen Versuchsgruppe genau die Zivilisationskrankheiten auf, mit denen auch wir zu kämpfen haben: Verdauungsstörungen, Durchfall, Herz- und Nierenerkrankungen, verminderte Leberfunktion, Reizbarkeit, Zahnverlust, Schilddrüsenfunktionsstörungen, Lähmungen und andere. Mit jeder weiteren Generation nahm die Fruchtbarkeit ab, die Missbildungen und Totgeburten zu. Schon in der dritten Generation waren die meisten Katzenweibchen unfruchtbar.

Dieses Experiment macht sehr deutlich, wie stark lebendige Organismen auf toten Input reagieren. Unseren kleinen, neuen Erdenbewohnern möchten wir ihren Start so gesund und natürlich wie möglich gestalten – deshalb besteht der Rezeptteil hauptsächlich aus ungekochten

Speisen. Diese vermögen auch am wirksamsten, unsere Basenspeicher aufzufüllen *(Siehe dazu auch das Kapitel »Was trägt zu einer guten zellulären Basis bei?«).*

Ein weiteres Argument dafür, auf frische, rohe Lebensmittel zurückzugreifen: Bei Temperaturen über 42 °C sterben die meisten Enzyme und Vitalstoffe in der Nahrung ab und sind somit für den Körper nicht mehr verfügbar.

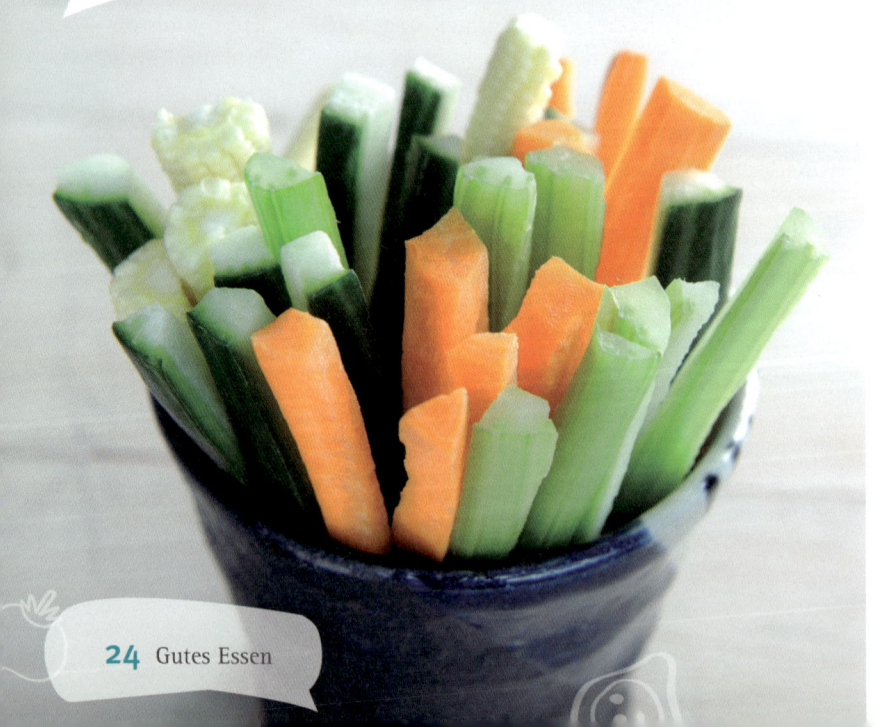

Exkurs:
Hagebutten und andere Wildbeeren –
leckere Nascherei und super Vitaminquelle

Wenn im Winter die Hagebutten als einzige Farbtupfer in der Landschaft leuchten, machen Sie mit Ihrem Kind doch mal Halt: Nach dem ersten Frost ist ihr Fruchtmark weich, und man kann, wenn man vorsichtig auf die Beeren drückt, einen Teil davon hervorholen, ohne die kratzig schmeckenden Samen in den Mund nehmen zu müssen. Hagebuttenmark schmeckt Kindern fantastisch und ist eine Vitamin-C-Quelle par excellence – mit etwa 1250 mg Vitamin C pro 100 g gelten sie als eine der Vitamin-C-reichsten Lebensmittel. Sie enthalten 20 mal mehr Vitamin C als Zitronen. Außerdem sind sie reich an Provitamin A, B-Vitaminen, Vitamin K, Niacin und Mineralstoffen wie Kalium, Kalzium und Magnesium. Die reife Hagebutte enthält auch entzündungshemmende Stoffe und ist rundum immunstärkend.

Bei den Wildbeeren verhält es sich ebenso wie bei dem Vergleich von Wildkräutern zu gekauften Produkten: Sie enthalten ein Vielfaches an Nährstoffen – und dabei schmecken sie Kindern auch noch besonders gut! Für Ihre Kinder werden Spaziergänge zum schmackhaften Abenteuer, wenn sie unterwegs all die leckeren Beeren naschen dürfen, die unsere Wälder und Wiesen so hergeben. Die Tollkirsche hat hier als die giftige Vertreterin für so viel Verunsicherung gesorgt, dass die meisten Eltern übervorsichtig geworden sind. Dabei sieht sie gar nicht typisch beerig aus und ist ziemlich selten anzutreffen. Gut bestimmbare Wildbeeren wie Felsenbirne, Vogelbeere, Wildkirsche,

Brombeeren, Himbeeren, Maulbeeren, Kornelkirschen, Blau- und Preiselbeeren warten neben der Hagebutte nur darauf, vernascht zu werden! Ich wünsche Ihnen eine frohe Beerenjagd!

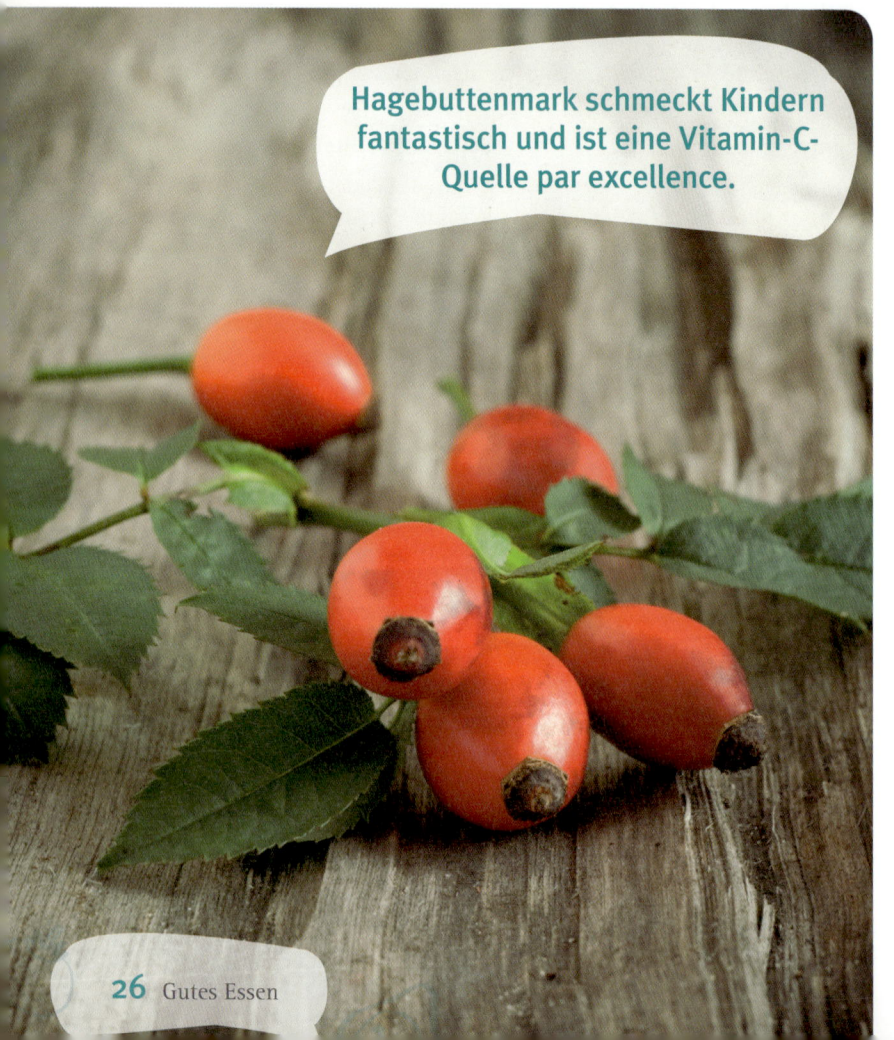

Hagebuttenmark schmeckt Kindern fantastisch und ist eine Vitamin-C-Quelle par excellence.

Lieber vegan? – die ethische Komponente von tierischen Produkten

Kinder haben heutzutage nur noch in den seltensten Fällen einen Bezug zu den tierischen Produkten, die auf ihrem Teller landen. Vor dem Verbot der Hausschlachtungen hatte die Dorfbevölkerung einen Zugang zu ihrer Fleischproduktion. Wenn eine Sau geschlachtet und im Hof abgehangen wurde, war das für Kinder ein gruselig-spannendes oder auch traumatisches Ereignis – nach dem sie aber selbst entscheiden konnten, ob sie Tiere essen wollten oder nicht. In meinen Gruppen habe ich langjährige Vegetarier oder Veganer erlebt, die auf Nachfrage von Kindheitserlebnissen erzählten, bei denen ihnen klar wurde: Wenn ich Fleisch esse, muss davor ein Tier dafür sterben. Diese Konfrontation ist gesund: Jeder Mensch kann dann entscheiden, was ihm sein Fleischkonsum wert ist. Heutzutage landet das Fleisch meist nur noch als herzhaft gewürzte, pürierte Masse in Form von Wurst auf dem Butterbrot der Kinder und ist nicht mehr mit dem einst lebenden Tier in Verbindung zu bringen. In den letzten Jahren habe ich einige sehr feinfühlige Kinder zwischen drei und sechs Jahren erlebt, die durch Nachfragen herausfanden, was sie sich mit ihrer Wurst einverleiben. Ihre Reaktion darauf reichte von Ungläubigkeit bis hin zu blankem Entsetzen.

Ich möchte hier niemandem sein Fleisch verbieten, sondern lediglich an einen ehrlichen Umgang mit diesem Thema appellieren. Viele Kinder unserer Zeit sind zarte, alte Seelen, die niemals einem Tier Gewalt antun würden. Auch die ökologische Katastrophe, die sich mit der Tierhaltung im großen Stil immer weiter zuspitzt, ist unverantwortlich und in Büchern wie »Veganize your life« von Ruediger Dahlke und Renato Pichler mit ausreichend eindrücklichen Fakten beschrieben und belegt.

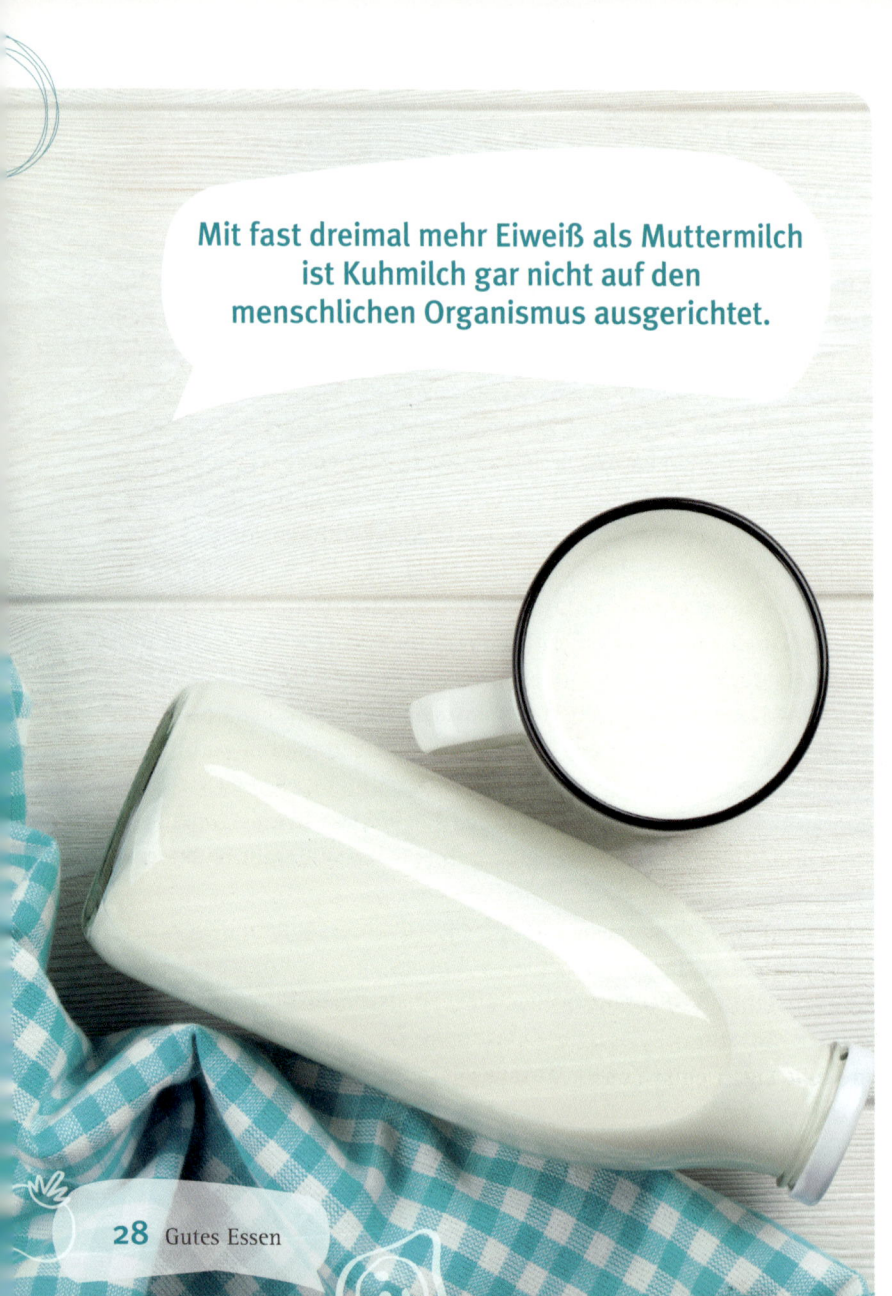

Mit fast dreimal mehr Eiweiß als Muttermilch ist Kuhmilch gar nicht auf den menschlichen Organismus ausgerichtet.

Die Milch macht's? –
Muttermilch und Kuhmilch im Vergleich

Viele Eltern sind mit dem Thema »Kinderernährung« heillos überfordert – verständlicherweise. So viele Ernährungslehren werden angepriesen, und über allem schwirren Werbesprüche, die uns von Kindesbeinen an begleiten und beeinflussen, wie »So wertvoll wie ein kleines Steak« oder »Das beste aus einem Glas Milch«, »Die Milch macht's!« und so weiter. Es ist tief in die Gehirne eingegraben, dass Milch ihres Kalziumgehaltes wegen unverzichtbar ist – was man mittlerweile nur noch als freche Lüge bezeichnen kann, denn viele Studien beweisen das Gegenteil.

Vorerst aber wollen wir unterscheiden: Die Phase der Stillzeit mit (arteigener) Muttermilch ist überaus wichtig für das Baby. Auch die WHO empfiehlt heute, mindestens ein halbes Jahr, besser länger, voll zu stillen. Muttermilch ist für den Säugling die am besten verdauliche Nahrung, die zudem alle benötigten Nährstoffe enthält. Außerdem werden durch das Stillen Immunglobuline weitergegeben, die dem Baby einen gewissen Schutz vor Krankheiten bieten. Wenn ein Baby aus irgendwelchen Gründen nicht gestillt werden kann, erhöhen sich die Chancen für gute Gesundheit außerordentlich, wenn es zumindest in den ersten Tagen die Vormilch, das Kolostrum, trinkt, das enorm viele Immunglobuline enthält. Auch für die seelische Entwicklung des Kindes sollte alles daran gesetzt werden, zumindest das erste halbe Jahr, besser sogar ein Jahr oder länger, zu stillen. Dabei können die stillerfahrenen Helferinnen von La Leche Liga Deutschland e.V.[3] sehr gut unterstützen.

---

3   Nähere Informationen finden Sie auf www.lalecheliga.de (Stand: 09.02.2016)

Was aber tun, wenn die eigene Milch versiegt und auch das Kauen von Dillsamen (sehr milchbildend!) und andere Tricks nicht helfen oder Milch zugefüttert werden muss? Die meisten Säuglingsnahrungspulver sind auf Kuhmilchbasis aufgebaut. Mit fast dreimal mehr Eiweiß als Muttermilch ist Kuhmilch aber gar nicht auf den menschlichen Organismus ausgerichtet, sondern auf das schnelle Wachstum des Kälbchens, das sein Gewicht in 47 Tagen verdoppelt. Muttermilch enthält sehr viel mehr Kohlenhydrate und zum Beispiel gar kein Alpha-S1-Kasein, das die Kuhmilch so praktisch für die Käseherstellung, aber auch so extrem unverträglich macht. Es führt zu einer Verkleisterung, ähnlich wie das Gluten im Weizen. Kuhmilch enthält mehr als 30% Alpha-S1-Kasein. Den Säuglingsmilchpulverprodukten wird zwar Molke zugemischt, um dieses Ungleichgewicht irgendwie auszugleichen – es bleibt aber eine artfremde Milch, die in Babys Bauch zu nichts Gutem führt. Ziegenmilch ist hier die bessere Alternative. Sie enthält zwar insgesamt mehr Protein, ist aber von ihrer Zusammensetzung her besser verdaulich und enthält nur 5% des verkleisternden Alpha-S1-Kaseins.

Auch der hohe Kalziumgehalt der Kuhmilch wird auf diversen konservativen Plattformen, deren Schreiber anscheinend die Studienergebnisse der letzten Jahre verpasst haben, immer noch angepriesen. Da der Kalziumgehalt in der Muttermilch perfekt auf das Wachstum des Babys angepasst ist, gibt es jedoch keinen Grund, ihm mehr Kalzium zuzuführen. Eigentlich hat Kuhmilch sogar die gegenteilige Wirkung: Durch den hohen Proteingehalt der Kuhmilch ist deren Verstoffwechselung schwierig, was dazu führt, dass vermehrt Kalzium über die Nieren ausgeschieden wird. Kuhmilch sollte – vor allem wegen ihrer Übersäuerungstendenz – daher eher als Kalziumräuber bezeichnet werden.

Nach dem Abstillen versiegt auch die spezielle Funktion der Thymusdrüse, Kalzium aus der Milch zu assimilieren – es sollte von nun an auf tierisches Eiweiß (also auch Ziegenmilch) verzichtet und dieses durch pflanzliches ersetzt werden. Sobald weitere Lebensmittel vom Baby verdaut werden können, gibt es genügend köstliche Kalziumlieferanten, die die Kuhmilch ohnehin in den Schatten stellen und obendrein einen hohen Nährstoffgehalt an Vitaminen, Enzymen und Mineralien bieten. Himbeeren haben zum Beispiel den gleichen Kalziumgehalt wie Muttermilch, getrocknete Datteln, mit denen pflanzliche Milch gesüßt werden könnte, sogar das Doppelte. Sesam hat fast fünfzigmal so viel Kalzium und kann in kleinen Mengen sehr gut als Sesammus zu pflanzlicher Milch zugegeben werden. Die Kalziumfrage hat sich aus Sicht der veganen Ernährung also schnell erledigt. Dazu kommt, dass pflanzliche Mineralien organisch gebunden sind – zumindest im Rohzustand – und vom Körper so sehr viel besser und leichter verwertet werden können.

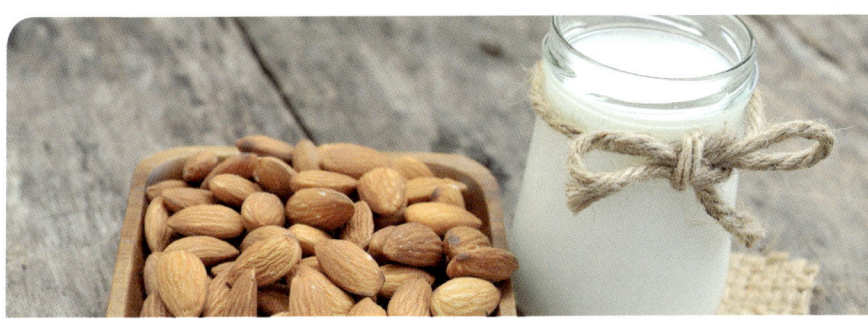

Zu allem Übel wird Kuhmilch – oder Babynahrung – oftmals hoch erhitzt, was alle darin enthaltenen Nährstoffe schädigt. Die nahrungseigenen Enzyme, die bei der Verdauung helfen würden, sterben bei Temperaturen über 42 °C sukzessive ab, wie auch viele Vitalstoffe. Übrig bleiben viele schwer verdauliche Stoffwechselbrocken, mit denen das Bäuchlein eines Babys große Schwierigkeiten hat.

Übrigens: Klassische Schreikinder haben oft auch andere Gründe für ihr Unwohlsein, seien sie psychischer Natur oder vielleicht anatomisch begründet. (Hier wirkt ein Besuch beim Osteopathen oft schon Wunder!) Wie ich schon häufig beobachten konnte, sind Babys, die in diesem sensiblen Alter nicht in eine unnatürliche Ernährung gezwungen werden, ausgeglichener und gesünder und haben weniger Verdauungsprobleme.

In Thailand wurden Waisenkinder früher beispielsweise mit Kokosmilch, bzw. Kokoswasser, dem Inhalt frischer junger Kokosnüsse, großgezogen. Das ist auch heutzutage eine gute Möglichkeit, dem Baby gesunde Nährstoffe zuzuführen, wenn ein frühes Abstillen erforderlich ist. Der Nährstoffgehalt des Kokoswassers ist hervorragend und macht es zu einem der besten, nahrhaftesten isotonischen Getränke, die es gibt. In Asien wurde in äußersten Notfällen bei Transfusionen sogar Blutserum durch Kokoswasser ersetzt. Frische Kokosnüsse in Bio-Qualität können über einige Quellen in Deutschland bezogen werden. Wenn Sie wegen des langen Transportweges ein schlechtes Gewissen haben, beruhige ich Sie gerne: Die Viehhaltung inklusive Milchproduktion verbraucht um ein Vielfaches mehr Ressourcen!

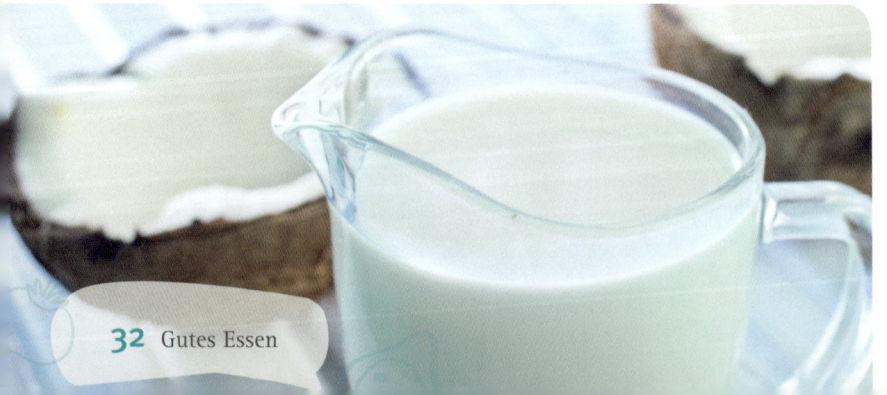

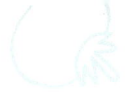

Milch(produkte) und Laktoseintoleranz

Ohne Zweifel ist Muttermilch die mit weitem Abstand beste Ernährung für Säuglinge, selbst bei Mischköstlerinnen und trotz des dabei hohen Gifttransfers von der Mutter auf ihr Baby. Letzterer war der Schulmedizin Grund genug, über zwei Jahrzehnte vom Stillen abzuraten. Alle späteren Studien aber haben deutlich gemacht, Stillen – und damit Muttermilch – ist trotzdem die unvergleichlich bessere Ernährung für Neugeborene. Bei einer sich pflanzlich-vollwertig im Sinne von »Peace-Food« ernährenden Mutter gilt das natürlich noch viel mehr, da sie ihrem Baby die große Fülle der heute in der »normalen« Nahrung anfallenden Gifte erspart. Da 92 % des aufgenommenen Giftes aus Tierprotein stammen, sollten sie es schon deswegen sein lassen. 8 % stammen aus pflanzlicher Nahrung, aber nur, wenn diese konventionell angebaut ist, was wir hier keinesfalls raten – wir plädieren eindeutig für pflanzlich-vollwertig. Wenn schon die Kaninchen und Meerschweinchen der Kinder konventionelle Kost nicht mehr vertragen, sollten wir sie auch unseren Kindern und uns ersparen.

Vegan allein reicht aber leider noch nicht, denn Weißmehl und -zucker und Sirup sind vegan, aber keinesfalls gesund. Und für Kinder in der Aufbauphase ihres Körpers noch viel weniger geeignet als für Erwachsene, die nur den Organismus erhalten müssen. »Peace-Food« meint deshalb pflanzlich-vollwertig wissenschaftlich belegt. Natürlich wäre es doppelt wichtig, sich als stillende Mutter in diesem Sinne ausgewogen zu ernähren, für sich und das Neugeborene – genau wie während der Schwangerschaft. Das ist nicht annähernd so schwierig, wie lange gedacht, da der Organismus durchaus in der Lage ist, sich aus einer über die Woche ausgewogenen Kost die benötigten Aminosäuren zusammenzusammeln.

Muttermilch ist unbestritten die optimale Kost für Neugeborene. Sie enthält im Vergleich zu Kuhmilch sehr wenig Fett und Eiweiß, dafür vor allem Galaktose, also Kohlenhydrat, das für die menschliche Großhirnentwicklung entscheidend ist. Es spricht wirklich nichts für die immer von Neuem aufkeimende Hypothese, die Entwicklung zum Menschen hätte mit Fleisch-, also Eiweißkonsum, begonnen. Selbst Fett wäre da noch wichtiger, denn unser Hirn besteht zu 70 % aus Fett, davon 2/3 Cholesterin.

Kuhmilch ist also sehr protein- und fettreich im Vergleich zu menschlicher Muttermilch und enthält obendrein den Wachstumsfaktor IGF1. Das macht sie zur optimalen Ernährung für neugeborene Kälber, denn diese müssen ausgesprochen schnell wachsen, um mit der Herde vor Raubtieren fliehen zu können. Deshalb sind die Eiweiß- und Fettanteile wichtig und besonders der Wachstumsfaktor IGF1, der dafür sorgt, dass sich die Zellen sehr rasch teilen und alte verbrauchte Zellen nicht entsorgt werden. Schnelle Zellteilung und fehlende Entsorgung alter kranker Zellen ist aber für unsere Babys das falsche Programm, denn sie genießen einen jahrelangen Nestschutz und müssen und dürfen nicht so rasch wachsen. Besonders für Jugendliche und Erwachsene ist es sogar ein krasses Krebsprogramm. Das erklärt die von Prof. Colin Campbell in Tierversuchen wissenschaftlich nachgewiesene Krebsförderung durch das Milcheiweiß Kasein. Auch wenn ich Tierversuche für mehrheitlich unvertretbar halte, habe ich diese Ergebnisse auf Patienten übertragen und feststellen können, wie etwa Prostata-Karzinome sich unter Tierprotein- und besonders Kaseinverzicht zurückbildeten. Milchprotein ist nach Prof. Campbell das gefährlichste Carzinogen auf dieser Erde. Die gute Nachricht ist, wir können es unseren Kindern von Anfang an ersparen. Auf diese

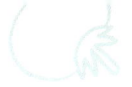

Weise geraten sie gar nicht erst in Abhängigkeiten, denn tatsächlich sind Milch(produkt)konsumenten oft süchtig nach diesen Produkten. Der hohe Anteil von Eiweiß und Fett in der Kuhmilch dürfte auch für die zunehmende Akzeleration verantwortlich sein. Schon über 50 % der US-Jugendlichen erreichen vor dem 10. Lebensjahr die Geschlechtsreife. Es ist offensichtlich kein Vorteil, wenn wir die Kindheit über solche Fehlernährung immer mehr beschneiden und eine so frühe Geschlechtsreife heraufbeschwören. Die Jugendlichen können damit nicht viel anfangen, sie beraubt sie aber wichtiger Entwicklungs- und Reifezeit.

In Ländern ohne nennenswerten Kuhmilchkonsum wie Japan ist obendrein Diabetes (Typ I) praktisch unbekannt, während er in Finnland mit dem höchsten Milchkonsum in Europa (240 l pro Kopf pro Jahr) eine Art Volksseuche darstellt. Gleiches gilt für Osteoporose.

Außerdem verstärken Milch(produkte) die sowieso schon von unserem Lebensstil- und Ernährungssystem geförderte Tendenz zu Übersäuerung noch erheblich.

Eine so gefährliche, giftige und schädliche Nahrung unseren Kindern von Anfang an zu ersparen, ist von daher oberstes Gebot. Simone Vetters zeigt auf, wie leicht und obendrein schmackhaft die Alternativen sind.

Insofern ist Laktoseintoleranz kein Problem, sondern eher die Chance für viele, zu erkennen, dass Kuhmilch nichts für uns ist. Wenn nach über 10.000 Jahren Konsum von Milch(produkten) noch immer die Hälfte der Menschen diese nicht adäquat verstoffwechseln kann, weil das dazu notwendige Enzym Lactase fehlt, kann uns das als Wegweiser dienen: Hier ist der gesunde Weg nicht zu finden.

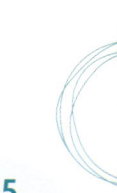

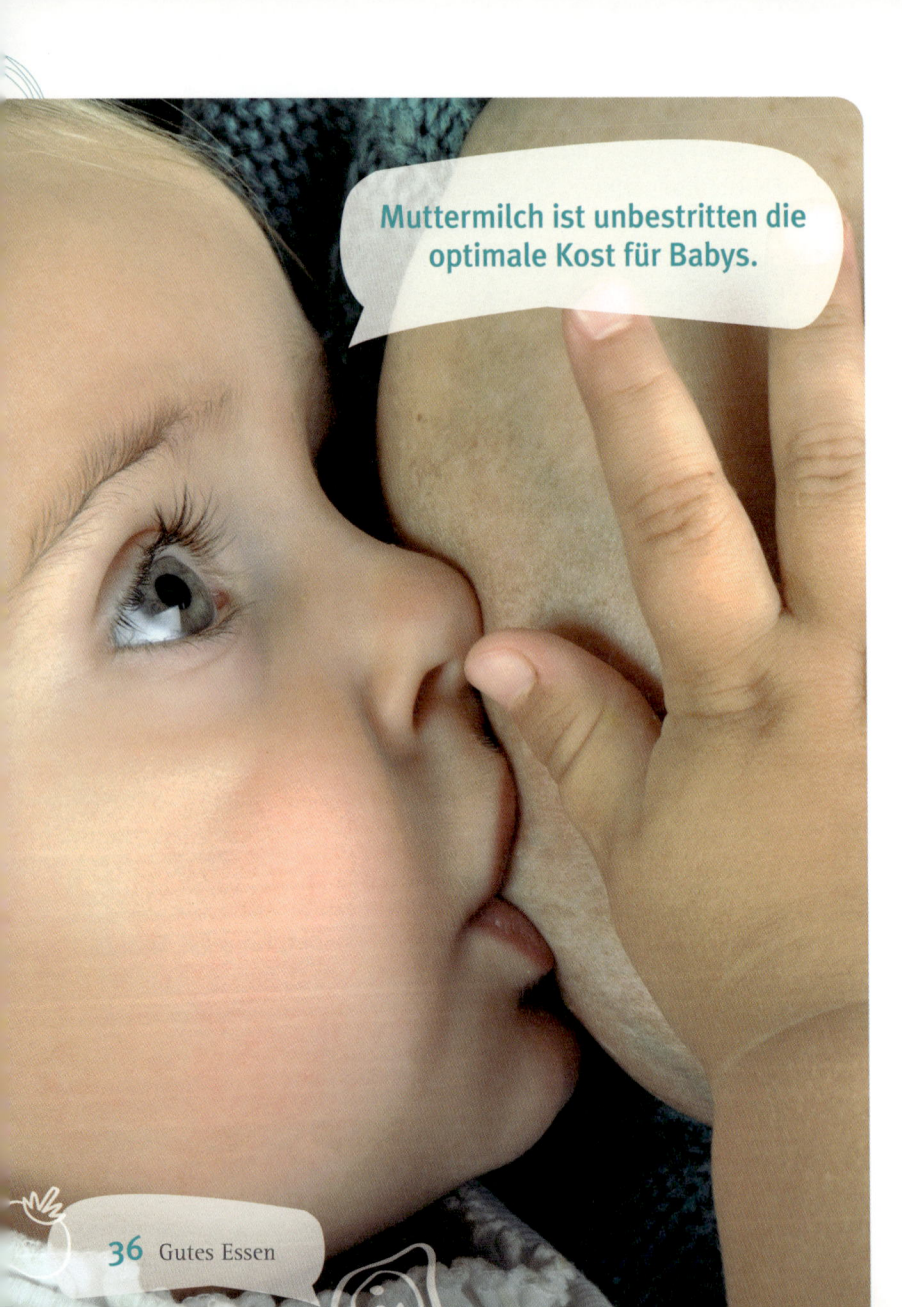

Muttermilch ist unbestritten die optimale Kost für Babys.

Glutenintoleranz und ihre Lösung

Viel höher als angenommen ist mittlerweile die Häufigkeit der Glutenunverträglichkeiten. Oft wird falsch diagnostiziert bzw. die Unverträglichkeit nicht erkannt – gerade, wenn es sich nicht um Zöliakie handelt, wo der Dünndarm schon so in Mitleidenschaft gezogen ist, dass die Diagnose offensichtlich erscheint. Bei der Zöliakie haben wir es mit einer Mischung aus Allergie und Autoimmunreaktion zu tun. Das Immunsystems reagiert auf das Klebereiweiß Gluten bzw. auf die Glutenuntereinheit Gliadin. Menschen mit dieser Beeinträchtigung reagieren meist zuerst mit Bauchschmerzen, Blähungen und fettigen Durchfällen. Die Schleimhaut des Darms wird langfristig durch eine Entzündung geschädigt. Dadurch kann sie Nahrungsbestandteile schlechter aufnehmen, und es können schwere Mangelerscheinungen auftreten. Die meist nicht ganz so offensichtlichen Unverträglichkeiten können sich ganz unterschiedlich äußern – von Durchfall wie bei der Zöliakie über Hautprobleme, Mattigkeit, Konzentrationsschwäche, Migräne, Hyperaktivität bis hin zur Entwicklung von Autismus oder neurologischen Erkrankungen.

In Kitas und Schulen ist »Gluten« oft ein sensibles Thema, was bei vielen nicht betroffenen Eltern und Erziehern zu Augenrollen und Unverständnis führt. Es wäre so viel gesünder, Getreide vollständig aus den Kantinen zu verbannen und durch den viel gesünderen Buchweizen zu ersetzen, der mineralienreicher, vitaminreicher und zudem auch ökologisch sehr wertvoll ist. Brot aus Buchweizen zu backen, ist etwas trickreich, da das klebende Gluten entfällt. Stattdessen können z. B. Leinsamen hinzugefügt werden, um ähnliche Klebeeigenschaften und dementsprechende Resultate zu erzielen. Wenn erst einmal die richtige Mischung gefunden ist, ist das kein Problem mehr.

Ein Rezept für schmackhafte, gesunde Buchweizen- und andere Brote finden Sie im Rezeptteil.

Die Glutenthematik hat sich jedoch zu einem enormen Reizthema entwickelt, da wir es hier, wie beim Industriezucker, mit einem Suchtstoff zu tun haben. Die im Getreide enthaltenen Exorphine haben morphinähnliche Eigenschaften. Das heißt, sie docken im Gehirn an die gleichen Rezeptoren an wie Morphin und führen zu einer Euphorie, bei gleichzeitiger beruhigender Wirkung. Den Leuten nun ihr Brot wegzunehmen, ist vergleichbar mit Alkoholentzug beim Alkoholiker – allein der Gedanke daran macht nervös, wenn nicht sogar zornig. Das mag extrem klingen – aber fühlen Sie einmal in sich hinein: Wenn allein die Idee, Getreide für zwei Wochen oder länger wegzulassen, Widerstand in Ihnen erzeugt, hat das wahrscheinlich mit der Suchtthematik zu tun – andernfalls könnten Sie es ja einfach einmal ausprobieren. Ich verspreche Ihnen, dass Sie Ihrem Körper mit dem Tausch gegen z. B. Buchweizen einen großen Gefallen tun und ihm statt Säurebildnern eine Basenflut schenken. In den ersten Tagen wird es eventuell zu Entzugserscheinungen kommen, die sich in Form von Kopfweh (seltener auch Migräne), Übelkeit und Gereiztheit äußern können. Trinken Sie dann Brennnesseltee, Nieren- und Lebertee, und gönnen Sie sich vielleicht eine schöne Massage, um diese Tage zu überstehen. Fastenerfahrene kennen diesen Entzug meist schon und wissen, dass er nicht lang anhält. Kinder überstehen dies viel leichter, da ihre Körper noch nicht so abhängig sind und ihre Zellen ein größeres Mineralienreservoir zur Verfügung haben.

Wenn Sie der Entwicklung Ihres Kindes einen Gefallen tun möchten, starten Sie doch gemeinsam das Projekt: glutenfrei auf vollwertiger Basis. Selbst gebackenes Brot statt Reiswaffeln, die in Bezug auf die

Glutenfreiheit immer nur eine Notlösung sein sollten – denn sie sind sehr nährstoffarm und außerdem säurebildend. Kartoffeln, Quinoa oder Hirse statt Nudeln – es gibt unendlich viele Möglichkeiten, kreativ zu werden und sich kulinarisch auszutoben. Und es gibt inzwischen sehr gut schmeckende glutenfreie Nudeln.

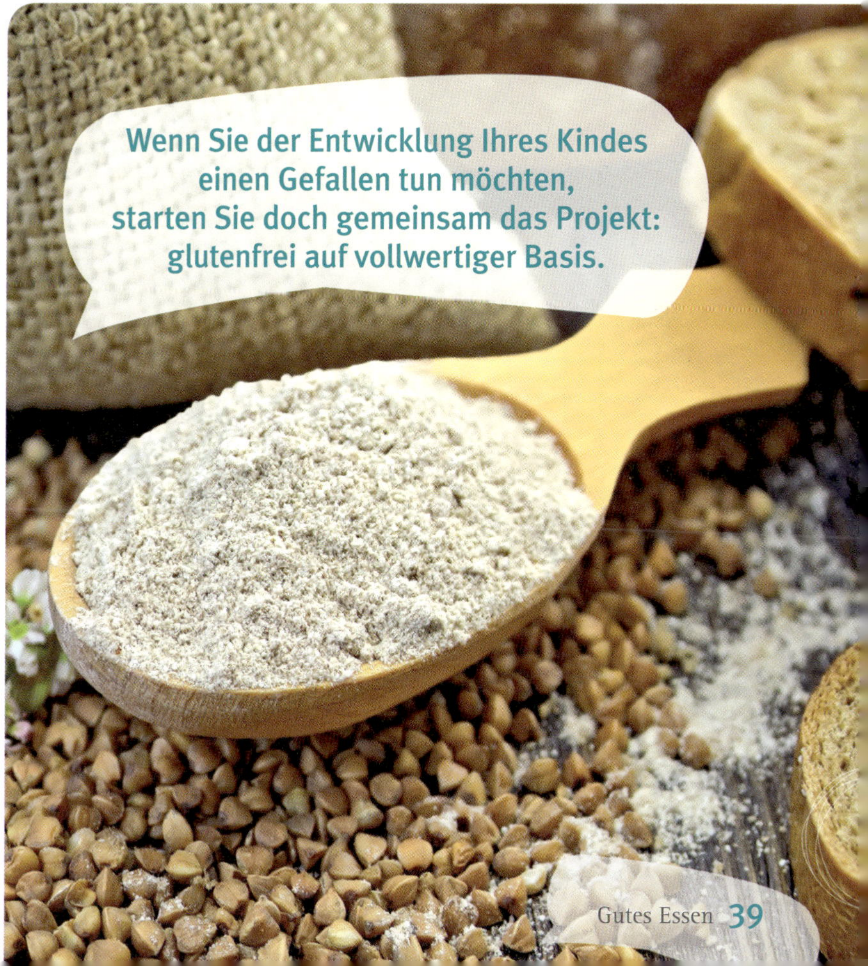

Wenn Sie der Entwicklung Ihres Kindes einen Gefallen tun möchten, starten Sie doch gemeinsam das Projekt: glutenfrei auf vollwertiger Basis.

Gluten, der Weizenkleber

Wie schon im Kapitel zur Muttermilch erwähnt, steht die Gehirnentwicklung nach der Geburt im Mittelpunkt des Lebens. Insofern ist Gluten, der Kleber aus Weizen, Roggen, Gerste und Dinkel, eine Herausforderung. Bei Zöliakie wird er überhaupt nicht vertragen, und Betroffene reagieren schon auf Spuren davon allergisch. Leider dauert es immer noch viel zu lange, bis die Diagnose Zöliakie gestellt wird. Durchschnittliche elf Jahre bedeuten ein völlig unverantwortliches Elend für betroffene Kinder und Jugendliche. Dieser Skandal hat damit zu tun, dass die Ernährungsmedizin ein so stiefmütterliches Schattendasein innerhalb der Schulmedizin spielt.

Aber auch darüber hinaus ist Gluten für unsere Nerven problematisch bis gefährlich. US-Neurologe David Perlmutter belegt in wissenschaftlichen Studien, wie sehr es Nerven und Gehirn schadet. Zusätzlich ist es eine weitere Quelle von Übergewicht, die heute in ihrem Ausmaß noch gar nicht erkannt wird, die wir aber unseren Kindern von Anfang an ersparen könnten. Je rechtzeitiger, desto besser, denn wie Kasein hat auch Gluten ein Suchtpotenzial, was nicht selten bei späteren Befreiungsversuchen zu regelrechten Entzugserscheinungen führt.

Aus persönlicher Erfahrung kann ich sagen, ohne Gluten – also frei von Klebstoff – ist mein Denken freier, klarer, die Konzentration besser, das Abstraktionsniveau wie auch die Meditationen sind tiefer. Das bestätigten in einem »Peace-Food«-Ausbildungsseminar 80 % der Teilnehmer bereits nach einer veganen Woche ohne Gluten.

Insofern bin ich überzeugt, dass wir unseren Kleinsten in der wichtigsten Zeit ihrer Gehirnentwicklung diesen Klebstoff ersparen sollten. Ich empfehle Eltern, einfach selbst einmal die Erfahrung zu machen und sich einen Monat klebstoff-frei zu ernähren. Die meisten werden die Erleichterung rasch spüren, was die Motivation verstärkt, in Zukunft auf Weizenkleber im Kindermenü zu verzichten. Stattdessen setzen Sie auf wache nervenstarke Kinder. Um denen gewachsen zu sein, empfiehlt sich natürlich, auch selbst weiterhin auf den Hirnverkleber zu verzichten. Wenn Papa und Mama wissenschaftliche Argumentationshilfen brauchen, seien sie auf die Bücher von Perlmutter (»Dumm wie Brot«), des US-Kardiologen Davis (»Weizenwampe«) oder in der Zusammenfassung auf mein Buch »Geheimnis der Lebensenergie« verwiesen.

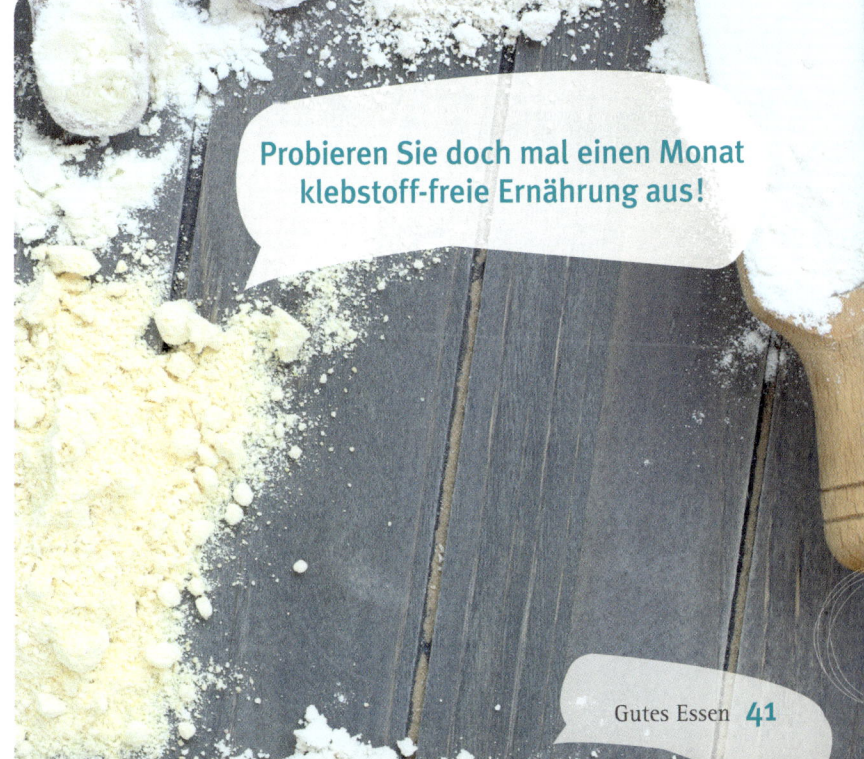

Probieren Sie doch mal einen Monat klebstoff-freie Ernährung aus!

Glutenfreie Alternativen

Glutenfrei muss nicht Verzicht bedeuten. Im Gegenteil! Nachfolgend sind vier sehr schmackhafte, vitalstoff- und mineralienreiche Pseudogetreide vorgestellt, die Ihren Speiseplan viel mehr bereichern werden:

Amarant

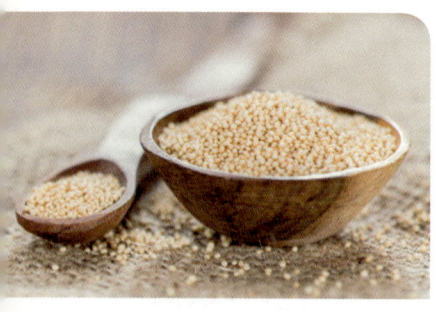

Die Bezeichnung Pseudogetreide wird dieser wunderbaren, nährstoffreichen Pflanze wenig gerecht. Amarant entstammt dem griechischen Wort »amàranthos«, was so viel wie nicht welkend oder unsterblich bedeutet und schon eher auf die Bärenkräfte hinweist, die ihr innewohnen. Viele Gartenbesitzer kennen die robusten, der Trockenheit trotzenden Unterarten des Amarants. Er gehört zu den Fuchsschwanzgewächsen und ist ein fleißiger Pionier auf unbegrünten Ackerböden.

In einer Amarantpflanze können bis zu 50 000 Samen heranreifen. Sie gehört zu den ältesten Kulturpflanzen der Erde und wird auch als »das Gold der Inka« oder »Inkakorn« bezeichnet, ebenso wie ihre Schwester, die Quinoa.

Amarant enthält sehr viele wichtige Nährstoffe, vor allem Kalzium, Magnesium, Eisen, Selen und Zink, E- und B-Vitamine. Sein enormer Proteingehalt von 15–18 % macht ihn zu einer wahren Eiweißbombe. Er enthält außerdem alle essenziellen Aminosäuren. Hier ist

vor allem Lysin hervorzuheben, das für den Kollagenaufbau unerlässlich ist. Kollagen ist ein wichtiges Strukturmolekül, das Haut, Bindegewebe und Knochen elastisch hält und bei abenteuerlustigen Kindern hilft, Brüchen vorzubeugen.

Amarant ist mit seinen dunkelroten Blütenständen ein wirkliches Schmuckstück im Garten und sehr anspruchslos an den Boden, lediglich ein sonniges Plätzchen wünscht er sich. Wenn man im Oktober die ausgereiften Fruchtstände abschneidet und trocknet, fallen die Körnchen von ganz allein heraus. Kindern macht es Spaß, selber mitzuernten.

Quinoa

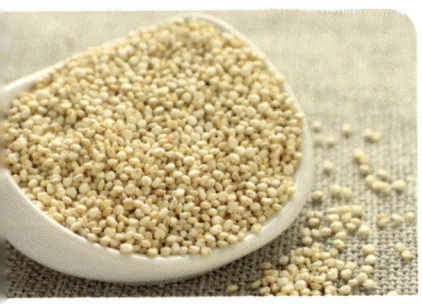

Diese, mit Spinat und Gänsefuß verwandte Pflanze, wird in den Anden auf Anbauhöhen von über 4 000 Metern seit 6 000 Jahren Jahren kultiviert und ist somit eine der ältesten Nutzpflanzen. Sie diente den Inka und Azteken als Grundnahrungsmittel, wie auch zu kultischen Zwecken. Das mag der Grund sein, warum die Spanier den Anbau verboten und sogar unter Todesstrafe stellten – ein weiterer früher gebräuchlicher Name der Quinoa ist »Heidenkorn«. Erst die NASA stellte 1993 Quinoa aufgrund ihrer perfekten Aminosäurestruktur als besonders wertvoll für die Verpflegung auf Raumstationen heraus. In den darauffolgenden Jahren erst stieg die Nachfrage nach Quinoa in Europa und Nordamerika.

Quinoa enthält alle essenziellen Aminosäuren, darunter vor allem Lysin, Tryptophan und Cystin und ist mit 15 g Eiweiß (auf 100 g) den herkömmlichen Getreidearten weit überlegen. Sie ist außerdem reich an Kalzium, Kalium, Magnesium, Eisen und Zink, enthält verschiedene Vitamine der B-Gruppe und viel Vitamin E.

Sie ist, wie Amarant, sehr anspruchslos an den Boden und gedeiht auch in sehr rauem Klima. Weil die Samen zu unterschiedlichen Zeiten reifen, ist eine maschinelle Ernte nicht effektiv. Im Garten aber lässt sie sich problemlos anbauen. Allerdings enthält die Samenschale der Quinoa Saponine, die bitter schmecken. Weil diese maschinell entfernt werden müssen, macht es den Anbau von Quinoa uninteressanter als den von Amarant.

Kinder lieben gepoppte Quinoa und gepoppten Amarant. Die kleinen weißgelben, luftigen Kügelchen machen ihnen Spaß und sehen hübsch aus, wenn man sie über Brei oder Bananenscheiben streut.

Hirse (diverse Arten)

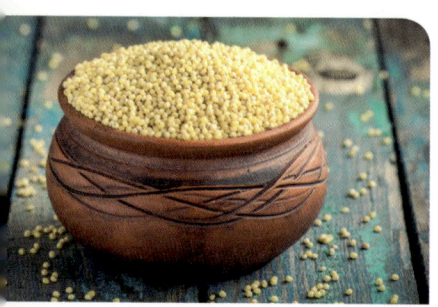

Die Hirse gehört, wie unsere kultivierten Getreidearten, zu den Süßgräsern und ist damit ein echtes Getreide, aber wie Amarant, Quinoa und Buchweizen frei von Gluten.

Pythagoras schon empfahl Hirse zur Stärkung von Kraft und Gesundheit. Seit mindestens 4000 Jahren wird

Hirse angebaut. Auch im Magen ägyptischer Mumien hat man es gefunden. Andere Quellen sprechen von Funden aus China, die 7000–8000 Jahre alt sein sollen. Hirse zählte in China zu den fünf heiligen Pflanzen. In Europa gehörte sie bis ins 18. Jahrhundert zu den wichtigsten Getreidearten. Wegen ihrer Frostempfindlichkeit kann sie jedoch nur während der Sommermonate angebaut werden.

Hirse ist sehr reich an Magnesium, Kieselsäure und Eisen. Vom hohen Gehalt an Kieselsäure kann man sich einfach im Selbstversuch überzeugen; bei brüchigen Nägeln und Haaren braucht man nur Brot und Nudeln gegen Hirse auszutauschen. Eine Veränderung merkt man sehr rasch: Die Haare beginnen zu glänzen, und die Nägel wachsen schneller. Der Eisengehalt von Hirse ist dreimal höher als der von Weizen: Schon 50 g am Tag können den Eisenbedarf eines Erwachsenen decken. Sie macht wach und leistungsstark, wirkt entzündungshemmend und für die Haut wie ein Jungbrunnen. Damit ist sie nicht nur für die Sprösslinge, sondern auch besonders für Eltern zu empfehlen.

Viele Kinder bevorzugen Hirseflocken oder Brei aus gemahlener Hirse. Das ganze Korn als pikante Beilage zu Gemüse braucht nur kurz aufgekocht zu werden. Noch gesünder ist sie in gekeimtem Zustand, wenn alle Vitalstoffe noch erhalten sind. Man kann auch Braunhirsekeimlinge kaufen, wenn einem das Keimenlassen zu aufwendig erscheint. Sie sind eine knusprige, gesunde Zugabe auf dem Salat – Kinder lieben solche kleinen Überraschungen, und durch den Keimvorgang ist das Korn auch für kleine Zähnchen gut zu knacken.

Buchweizen

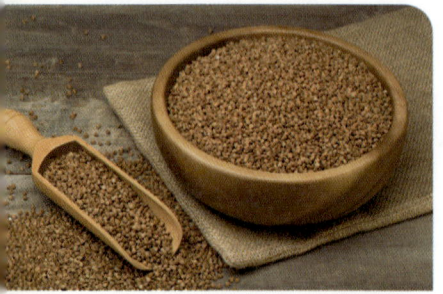

Der nussige Geschmack des Buchweizens lässt dieses leckere Lebensmittel in vielen Rezepten hochleben: russische Blinis, italienische Pizzoccheri, französische Galettes oder tiroler Buchweizenkuchen – allesamt leben von seiner delikaten Note. In Deutschland fand er im Zuge der zunehmenden Glutenunverträglichkeiten endlich wieder mehr Beachtung. Diese Pflanze ist nicht nur gesund, sie ist auch wertvoll als Bienenweide und wird – in der biologischen Landwirtschaft – vielen Gründüngungen zur »Nützlingspflege« beigemischt. Was heißt das? Hier fühlen sich Hummeln, Schmetterlinge und auch Distelfinken wohl und bereichern das Ökosystem.

Buchweizen gehört botanisch nicht zu den Getreiden, sondern zu den Knöterichgewächsen und blüht mit hübschem weiß-rosa Blütenstand. Seit dem 14. Jahrhundert wird die aus Vorderasien stammende Pflanze in Europa angebaut, bei uns vor allem in Norddeutschland. Auf den sauren Moorböden gedieh kein Getreide, und so konnte Buchweizen sich dort im Anbau durchsetzen.
Besonders Diabetikern sei der Buchweizen ans Herz gelegt, der Inhaltsstoff Chiro-Inositol senkt den Blutzuckerspiegel. Außerdem enthält er dreimal so viel Lysin wie herkömmliche Getreidesorten. Lysin sorgt für Kalziumeinlagerung in den Knochen und verfügt über eine antidepressive Wirkung. Es senkt die Stressanfälligkeit um ein Vielfaches und schützt Venen und Arterien vor Verkalkung.

Darüber hinaus enthält Buchweizen reichlich Vitamin E und B1 bzw. B2, Kalium, Eisen, Kalzium, Magnesium sowie Kieselsäure. Sehr zu empfehlen ist er für Mamas, die viel gestillt haben und sich ausgelaugt fühlen, weil sie vielleicht in dieser Phase zu wenig Zeit hatten, um genügend auf ihre eigene Ernährung zu achten.

In der Rohkostküche eignet sich Buchweizen wunderbar zur Crackerherstellung. Zusammen mit Leinsamen kann man sehr leckeres »Rohkostknäckebrot« fabrizieren, das sich aufgrund der Schleimstoffe ganz leicht herstellen lässt. Buchweizen keimt über Nacht unkompliziert an, was seinen Nährstoffgehalt vervielfacht.

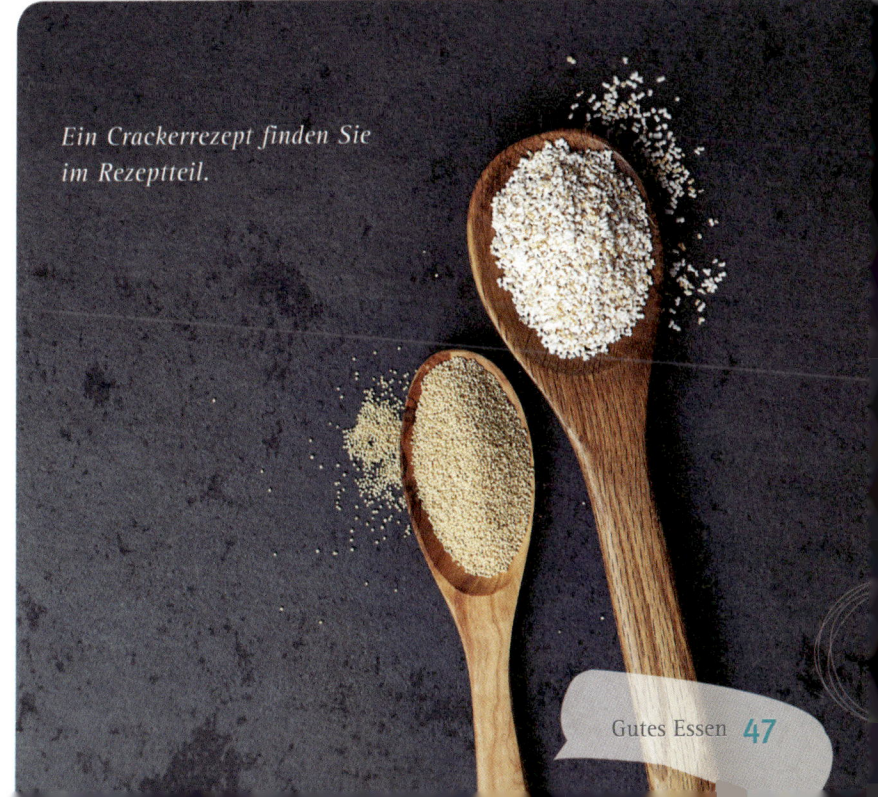

Ein Crackerrezept finden Sie im Rezeptteil.

Was trägt zu einer guten zellulären Basis bei?

In den Supermärkten ist immer mehr stark verarbeitete Industrienahrung zu finden, und viele Menschen konsumieren ahnungslos ausschließlich solche Lebensmittel. Was die allermeisten Menschen nicht wissen, ist, dass diese Nahrung in Kombination mit dem Stress, dem sich heutzutage kaum jemand entziehen kann, zu einer schleichenden Übersäuerung unseres Körpers führt. Er braucht zur Energiegewinnung Säuren und Basen. Da aber durch Umwelteinflüsse mehr Säuren als Basen gebildet werden, wäre eine Ernährung von 70 % basenbildender und 30 % säurebildender Nahrung angebracht. Basenbildend sind fast alle Gemüse, reife Früchte und Wildkräuter (stark basenbildend). Säurebildend sind vor allem tierische Eiweiße – also Käse, Fleisch, Wurst und Milch – Zucker, Alkohol und Getreide. Sie können also leicht ausrechnen, wie der Säure-/Basenanteil auf Ihrem Teller aussieht. In der Regel finden wir dort ein umgekehrtes Verhältnis. Die Bildung von zu vielen Säuren überlastet das Immunsystem und beschleunigt die Zellalterung. Die Folgen bekommen wir dramatisch zu spüren: Immer mehr junge Menschen und sogar Kinder weisen Krankheitsbilder auf, die früher nur bei älteren Leuten verbreitet waren, die schon über viele Jahre oder Jahrzehnte ungesund lebten. Typ-II-Diabetes zum Beispiel war früher unter dem Namen Altersdiabetes bekannt. Heute erkranken auch Kinder daran, neunjährige Diabetespatienten sind schon lange keine Seltenheit mehr. Ähnlich sieht es mit Rheuma, Allergien und Fettleibigkeit aus – all diese Krankheiten nehmen mit beängstigender Geschwindigkeit zu, und der Altersdurchschnitt der Leidenden sinkt von Jahr zu Jahr. Unsere Eltern und Großeltern haben noch Zeiten der Entbehrung erlebt. Während und nach dem Ersten und Zweiten Weltkrieg mussten viele von ihnen gezwungenermaßen auf urgesunde Wildgemüse wie Löwenzahn, Giersch, Malven und sogar Gras zurückgreifen. In den Krankheitsstatistiken macht sich das durchaus bemerkbar – und zwar mit einem deutlichen Rückgang aller Zivilisationskrankheiten.

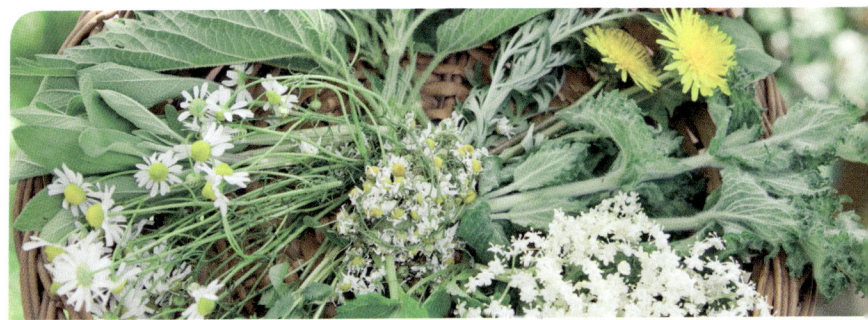

Wer regelmäßig fastet und im Anschluss dieses neue Körpergefühl erlebt oder seine Blutwerte messen lässt, weiß aus Erfahrung: Weniger ist mehr. Unsere Krankheiten entstehen tragischerweise nicht durch eine Unter-, sondern eine Überversorgung mit Eiweiß, Eisen, Fetten und Kohlenhydraten – vor allem Zucker. Eine Unterversorgung besteht tatsächlich auch, und zwar an essenziellen Nährstoffen aus unbehandelter, möglichst grüner Nahrung. Christian Opitz (»Befreite Ernährung«) spricht von traumatisierten Zellen: Wir verhungern am gedeckten Tisch. Weil unser Körper nicht die Nährstoffe bekommt, die er braucht, signalisiert er weiter Appetit und Hungergefühl. Also essen wir weiter und weiter und weiter ... Wenn man nun genau weiß, welche Nährstoffe guttun, wichtig sind und so auf zellulärer Ebene für Zufriedenheit sorgen, kann man, kombiniert mit genügend frischer Luft, Sonnenlicht und Bewegung in der Natur, diesem ungesunden Kreislauf aus Essen, Erschöpfung und

Unzufriedenheit entkommen. Wer nach einer Fastenwoche eine kleine Portion Wildkräutersalat zu sich nimmt, ist meistens sehr erstaunt, wie lange und anhaltend er davon satt ist. Kinder, die im besten Falle noch einen völlig intakten, gesunden Verdauungstrakt haben, essen mit verspielter Neugier Wildkräuter und sind prädestiniert, ihren Nährstoffbedarf über Grüne Smoothies, Powershakes und frische, unverarbeitete Lebensmittel zu decken. Wildkräuter von der Wiese, Salate, Obst und Gemüse, aus dem Garten genascht oder beim Biobauern oder im Hofladen gekauft, decken den größten Teil des Nährstoffbedarfs. Ein ausreichender Vitamin-B12-Spiegel sollte einmal im Jahr im Bluttest überprüft werden, und gegebenenfalls mittels B12-Gaben, am besten in Form von Methylcoabalmin, ergänzt werden.[4] Um einem B12-Mangel vorzubeugen, können Sie dies auch Ihren Kindern in Kapselform verabreichen.

Ansonsten lassen Sie Ihre Kinder Kinder – und damit auch Lehrmeister – sein: Sie verstehen sich gut auf das Leben im Augenblick, sind weder der Zeitdruck-, noch Geldmühle verhaftet und achten in der Regel von selbst darauf, dass sie genügend Bewegung bekommen. Sie genießen das Toben an der frischen Luft – ob beim Drachen-steigen-Lassen, Trampolinspringen, Ballspielen oder abenteuerlichen Wald-und-Wiesen-Erkunden. Lassen Sie sich als Erwachsene auf diese Freiheit und Lebensfreude ein! Gehen Sie mit Ihren Kindern ohne Angst in die Sonne. Sonnenhüte und dünne Hemdchen sind als Schutz völlig ausreichend, wenn die Sonneneinstrahlung im Sommer intensiv wird. Achten Sie aber auch schon im Frühsommer darauf. Die mittlerweile gängigen Sunblocker mit (viel zu hohem) Lichtschutzfaktor schirmen die heilsame Energie der Sonnen-

---

4 Entsprechende Präparate können Sie in Ruediger Dahlkes Online Shop www.heilkundeinstitut.at bestellen. (Stand: 09.02.2016)

strahlen viel zu stark ab – Vitamin-D-Mangel ist längst zur Volkskrankheit geworden. Besonders im Winter sollten Sie deshalb darauf achten, dass Ihr Schützling Sonnenlicht abbekommt – gerade im Wachstum macht sich ein Mangel auf lange Sicht bemerkbar. Genügend Sonne, Luft, Bewegung und Schlaf sorgen neben einer gesunden Ernährung für so stabile Knochen, dass Ihr Kind jedes Abenteuer unversehrt meistern wird.

All diese Elemente sorgen also für eine gute zelluläre Basis, die für Ihr Kind einen sicheren Start ins Leben bedeutet. Der Körper ist so mit einem Puffer gegen Krankheiten, Knochenbrüche und sogar Stress ausgestattet.

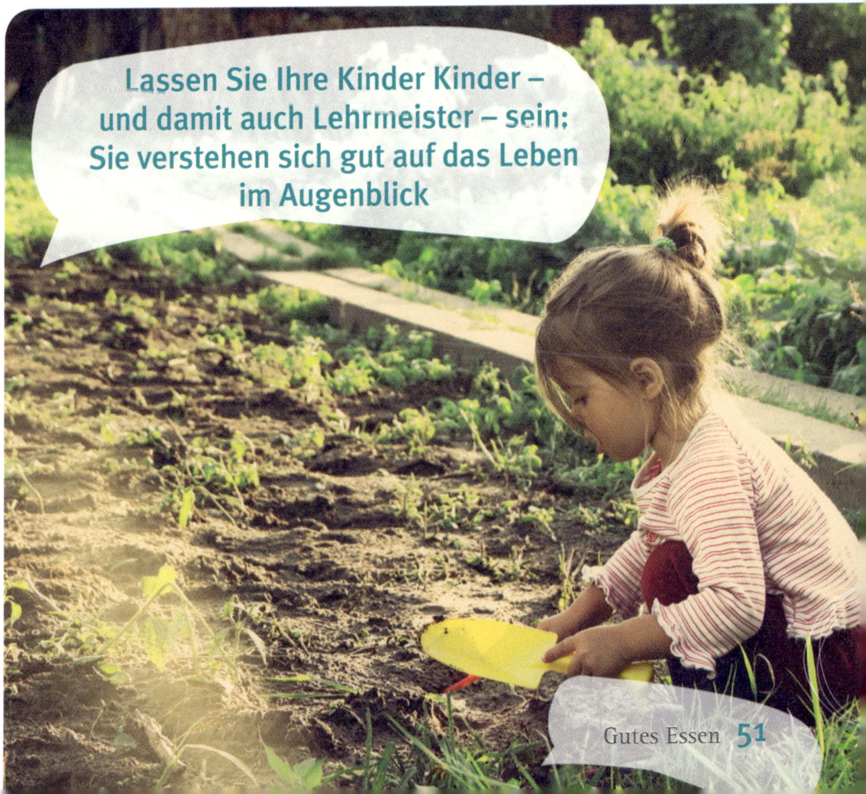

> **Lassen Sie Ihre Kinder Kinder –
> und damit auch Lehrmeister – sein:
> Sie verstehen sich gut auf das Leben
> im Augenblick**

Vitamin- und anderer Mangel?

Vegan aufwachsende Kinder müssen wie Erwachsene Vitamin B_{12} einnehmen, falls sie nicht von ungewaschener Pflanzennahrung aus dem eigenen Garten leben, was heutzutage eher unwahrscheinlich ist. Dazu empfehle ich von Anfang an das vom Körper immer aufnehmbare Methylcobalmin, anstelle des häufiger verwendeten Cyanocobalmin, das der Organismus erst noch entgiften muss. Ich würde dabei nicht über die doppelte Tagesdosis hinausgehen, sondern mich so weit möglich den natürlichen Gegebenheiten anpassen. Tatsächlich würde es mengenmäßig reichen, alle drei bis vier Jahre einmal B_{12} zu nehmen. Aber solche Megadosen überfordern den Organismus und stehen bereits im Verdacht, ungute Nebenwirkungen mit sich zu bringen. Bei uns hat sich am besten das Methylcobalmin »Take me – B_{12}« bewährt.[5]

Ansonsten haben ausgewogen vegan aufwachsende Kinder keinerlei Mangel an Vitaminen oder sekundären Pflanzenstoffen zu befürchten. Diese Probleme haben dagegen häufig Kinder, die an Mischkost gewöhnt wurden.

Alle Kinder brauchen ausreichend Sonne, um genügend Vitamin D zu bekommen, das die Sonne in der Haut bildet. Jeden dritten Tag sollten wir alle – und 89 % der Deutschen haben nachweisbaren Vitamin-D-Mangel – eine halbe Stunde Sonne tanken können – also etwa mit freiem Oberkörper in der Sonne sein. Kinder könnten idealerweise viel nackt in der Sonne spielen.

---

5 Entsprechende Präparate können Sie in Ruediger Dahlkes Online Shop www.heilkundeinstitut.at bestellen. (Stand: 09.02.2016)

Eiweißmangel?

Richtig ist, dass Kinder viel Eiweiß zum Wachsen brauchen, weil aus ihm alle grenzbildenden Gewebe, beispielsweise die Haut und das Gesicht, entstehen und es so unsere Individualität sichert. Genauso richtig ist aber, dass Pflanzen wie etwa Hülsenfrüchte deutlich mehr Eiweiß enthalten als Fleisch. Linsen und Bohnen verfügen tatsächlich über mehr Protein als Schnitzel oder Steak. Es sind lediglich lange von entsprechenden Interessenvertretern zementierte Vorurteile, die das Gegenteil behaupten. Bei ausgewogener Pflanzenkost besteht also keine Eiweißmangelgefahr, im Gegenteil.

Die Vorstellung, wir müssten Schweinefleisch essen, um bei jeder Mahlzeit alle Aminosäuren zu erhalten, ist längst wissenschaftlich überholt. Der Organismus kann sich die Aminosäuren wunderbar aufheben, bis er alle benötigten zusammen hat.

Tatsächlich sollen wir es dem Organismus gar nicht leicht machen. Wir müssen Muskeln benutzen, um viel von ihnen zu haben. Das gilt ebenso für Hirn und Darm und Stoffwechsel. Je mehr wir den Organismus fordern, desto mehr fördern wir ihn auch. Wer diese Erfahrung seinen Kindern von Anfang an nahebringt, wird quicklebendige und quietschvergnügte Kinder bekommen, die auch ihn fordern und fördern. Um ihnen zu genügen und gewachsen zu sein, während sie erwachsen werden, wäre es natürlich wichtig, sich selbst ähnlich gut wie die Kinder zu ernähren. Die Bücher der »Peace-Food«-Reihe bieten dazu viele Anregungen, die häufig auch Kindern ganz ausgezeichnet schmecken.

Zucker – der Mineralstoffräuber

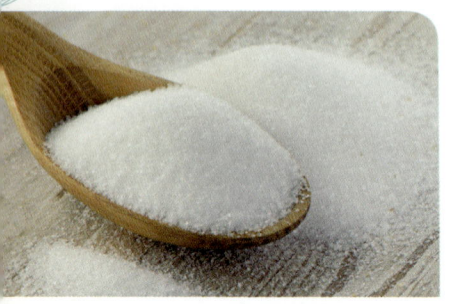

Je länger Sie Ihrem Kind Zucker – vor allem raffinierten Industriezucker – ersparen, desto besser. Kinder sind nicht von Beginn an auf Süßes abonniert – das ist der Trugschluss der Erwachsenen, die wissen, wie sehr Süßes Kinder fasziniert, wenn sie einmal daran gewöhnt wurden. Das ist ein Grund, weshalb es früher üblich war – und auch heute noch bei vielen Eltern anscheinend so gehandhabt wird – das Kind mit Süßigkeiten über Schmerzen, Verlust oder Ungeduld hinwegzutrösten und ruhigzustellen. Generell ist das keine gute Lösung. Denn neben dem Schaden, den der Zucker physiologisch im Körper anrichtet, wird ein Teufelskreis in Gang gesetzt, der der Psyche und Entwicklung zu einem glücklichen Menschen hinderlich ist.

Das Kind lernt: Zucker löst alle Sorgen. Das führt im Laufe des Lebens zu genau den Kompensationsmechanismen, die wir alle kennen, weil wir in der Regel auch so aufgewachsen sind: dem Griff zur Schokolade in Situationen, in denen eigentlich eine Konfrontation mit dem schwierigen Thema und ein Ausleben der Gefühle richtig und wichtig wären. Belohnungen sollten immer besser durch eine Bestärkung des Selbstwertgefühls erfolgen. Wertschätzung, Liebe und mit dem Kind zu kuscheln gehören beim Belohnen wie auch beim Trösten an die Stelle, die bisher noch viel zu häufig von Süßigkeiten besetzt wird. Bei vielen Kindern der neuen Generationen kann man schon beobachten, dass sie sich auf dieses leicht durchschaubare Spiel nicht mehr einlassen: Wenn sie wütend oder traurig sind, wehren sie angebotene Süßigkeiten ab und wollen mit sich und ihrer Trauer allein sein. Viele verlangen den direkten Körperkontakt zur Bezugsperson, statt klebriger Trostpflaster.

Natürlich müssen Sie nicht gänzlich auf süße Speisen für Ihr Kind verzichten. Es ist nur auffällig, wie Kinder, die von Beginn an Grüne Smoothies und frisches, rohes Gemüse kennen, unter anderem wohl durch ihre gut gefüllten Mineralienspeicher, viel weniger nach Süßem verlangen. Möglicherweise spüren sie intuitiv, wie entmineralisierend Zucker wirkt. Ich kann nur empfehlen, immer auch Gurken, Sellerie oder anderes Gemüse anzubieten, bevor Sie zum süßen Brei für Ihr Kind greifen. Die allermeisten Kinder ziehen, wenn sie genügend Süße und Geborgenheit durch Ihre Elternliebe empfangen, die Frische dem Brei vor. Das ändert sich, sobald ihr Geschmackssinn durch Gluten- und Zuckerkonsum beeinflusst wird. Weizen hat übrigens einen höheren glykämischen Index als Industriezucker – das sollte uns zu denken geben. Es gibt mittlerweile viele Alternativen, die bei selbst zubereiteten Speisen als Süßungsmittel dienen können: Datteln haben, wie schon erwähnt, einen hohen Mineralienanteil, und die relativ neuen, natürlichen Süßstoffe wie Stevia und Xylit (Birkenzucker) kann man jetzt auch immer häufiger finden. In England und Schweden werden Süßigkeiten im Bioladen häufig mit diesen magen- und zahnfreundlichen Zuckerersatzstoffen gesüßt, was in Deutschland leider noch auf sich warten lässt.
Ein sehr interessanter Süßstoff, in Deutschland noch wenig bekannt, ist Erithrit (oder Erithritol). In Japan wird er schon seit 1990 verwendet, und es gibt verblüffend viel Positives über ihn zu berichten: Er gehört zum Beispiel in die Gruppe der Antioxidantien, also der schon besprochenen Radikalfänger, die jedem Organismus von außerordentlichem Nutzen sind.

Das Thema »süß«

Muttermilch ist vom Milchzucker, Galaktose, sehr süß, und insofern sind wir alle darauf gepolt. Fast alle Kinder stehen auf »süß«, und Mütter, die sich aus Gesundheitsgründen dagegen wehren, haben einen schweren Stand, sind doch Süßigkeiten eine ständige Herausforderung und die in jeder Hinsicht billigste Belohnung der Kindheit. Raffinierte Kohlenhydrate wie Zucker – und leider auch brauner –, bedrohen durch den Preisverfall und die dadurch entstehende enorme Verfügbarkeit heute unsere kollektive Gesundheit – und das von Anfang an. Das entsprechende Zahndesaster ist schon an den Milchzähnen abzulesen, die übrigens so heißen, weil sie für die relativ lange Zeit der Muttermilchversorgung gerade stehen sollten.

Auf der Suche nach Ersatzsüße habe ich viel ausprobiert, von Stevia über Xylit bis zu Erythrit. Vom Geschmack, dem hier für mein Gefühl der erste Rang gehört, über Gesundheitsaspekte wie glykämischen Index und Kalorienmenge rangiert Letzteres heute für mich mit Abstand an erster Stelle. Erythrit beziehungsweise Erythritol, auch bekannt als Eryfly[6], besteht aus vergorener Glukose, schmeckt und sieht aus wie weißer Zucker, verhält sich beim Backen und Kochen auch so, hat ca. 70 % von dessen Süßwirkung, enthält aber keinerlei Kalorien und hat den glykämischen Index 0, d. h. es trägt überhaupt nicht zu metabolischem Syndrom und Diabetes-Entwicklung bei. Wissenschaftliche Untersuchungen – in Japan wird es seit 1990 viel genutzt – erweisen seine völlige medizinische Unbedenklichkeit.

---

6   Eryfly können Sie in Ruediger Dahlkes Online Shop www.heilkundeinstitut.at erwerben. (Stand: 09.02.2016)

Wie ist das möglich? Ganz einfach, es wird vom Organismus gar nicht verstoffwechselt, sondern, nachdem es im Mund den süßen Zuckergeschmack hervorgerufen hat, praktisch unverändert wieder über den Urin ausgeschieden. Damit wirkt es einem Katalysator vergleichbar, der ebenfalls wirkt, ohne sich dabei zu verändern oder zu verbrauchen. Insofern ist Eryfly ein wirklich guter Trick: Es macht das Leben süßer, ohne ihm zu schaden und wird dadurch zur idealen Süße für kleine und große Kinder. Da es als Antioxidans wirkt, ist es für den Organismus gesund, verhindert dessen (Ein)Rosten (so nennen wir Oxidationsprozesse bei Metallen) und nützt insofern sogar noch.

Und die Erfahrung zeigt: Kinder werden es lieben, wie sie Zucker mochten, und Eltern werden es lieben, weil sie ihren Kindern Süße bieten können, die nicht schadet, weder Zähnen noch Knochen noch dem Stoffwechsel. Kinder mit starken Knochen können also weiterhin vegan leben und brauchen trotzdem nicht auf die Süße des Lebens zu verzichten – weder seelisch noch geschmacklich.

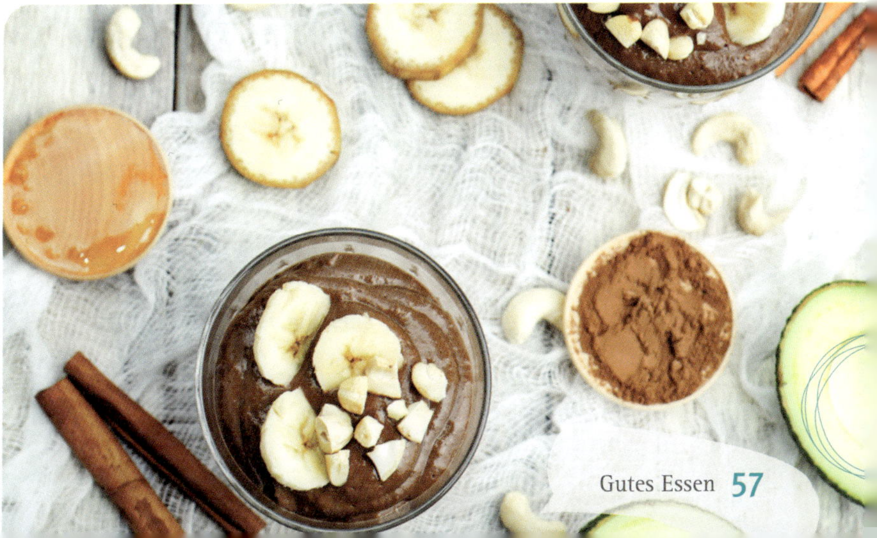

Salz

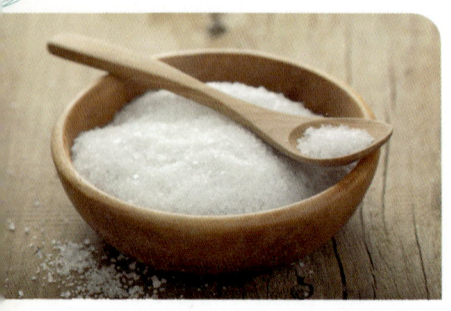

Salzen sollten Sie in der ersten Zeit der Nahrungsaufnahme Ihres Kindes und am besten so lange wie möglich gar nicht – auch hier gewinnt übrigens wieder die Frische, denn ungesalzene Salate schmecken leckerer als ungesalzene Gemüsesuppen. Wenn Ihr Kind gerne probieren möchte, was Sie essen (falls Sie nicht immer das Gleiche essen wie Ihr Kind, was natürlich die schönste Lösung wäre), wäre es allerdings schön, ihm das zu gewähren. Hier versteht sich von selbst, dass Ihr Essen dann auch nicht stark gesalzen sein sollte und Sie gutes Salz verwenden. Raffiniertes Salz ist sehr ungesund und gehört eigentlich in keine Küche. Dieses günstige Industriesalz ist in aller Regel ein Abfallprodukt der Kaliproduktion und müsste eigentlich als Sondermüll entsorgt werden. So schlägt die Industrie zwei Fliegen mit einer Klappe: Indem dieses Salz dem Verbraucher sehr günstig untergejubelt wird, fallen nicht nur die Entsorgungskosten weg – es lässt sich damit auch noch Geld verdienen.

Die meisten Menschen wollen aber gerne Salz verwenden. Ich empfehle Ihnen Steinsalz, das über Millionen Jahre ohne große Umwelteinflüsse unter der Erde schlummerte. Das lachsfarbene Himalayasalz ist mittlerweile in jedem Bioladen in großer Auswahl erhältlich. Noch mineralienreicher ist sogar unser europäisches Steinsalz, das farblich weniger appetitlich aussieht – es ist grau –, aber auch vertrieben wird. Fragen Sie einfach danach.

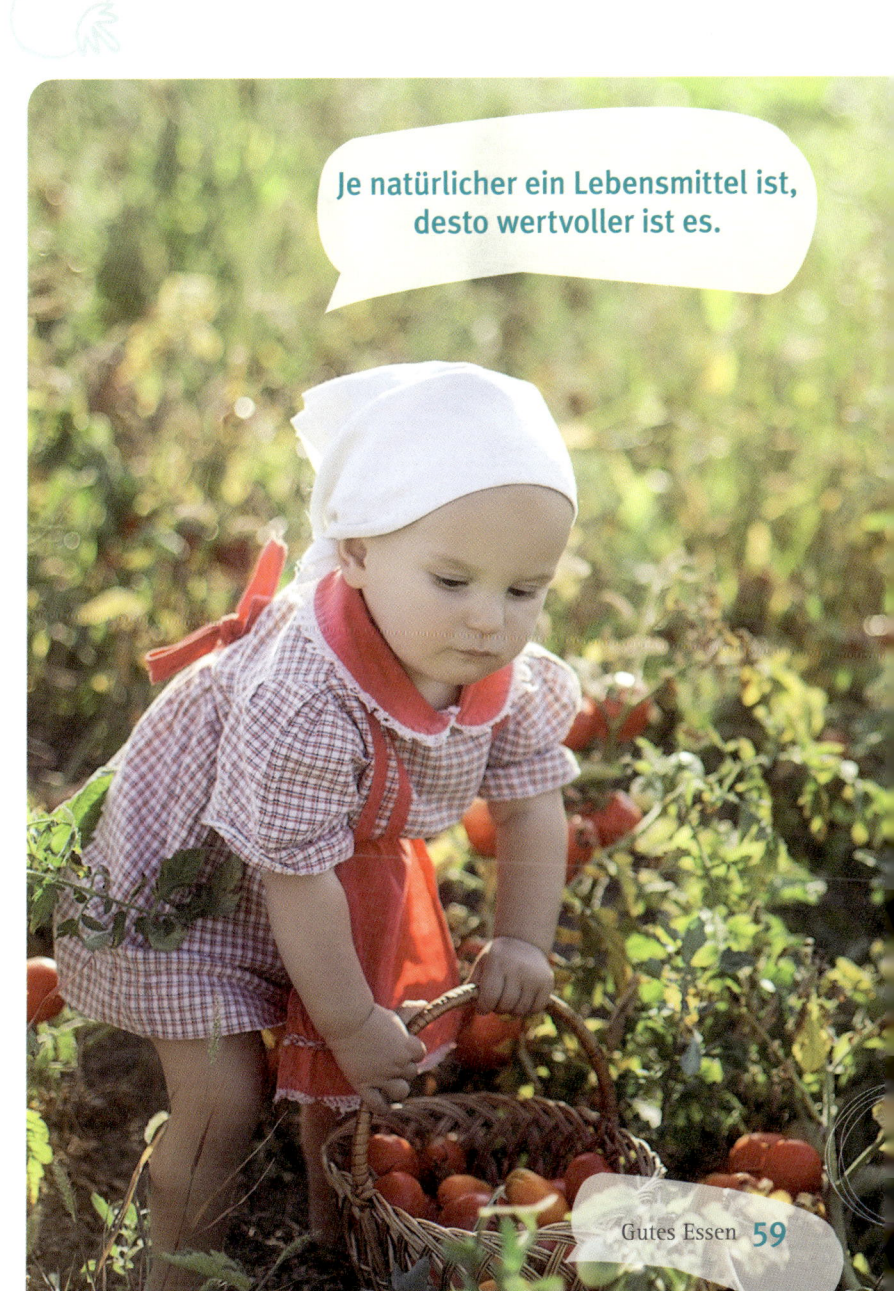

Je natürlicher ein Lebensmittel ist, desto wertvoller ist es.

Wie eine gute Nährstoffversorgung gelingt

Da es so wenig Literatur auf dem Gebiet der Kinderernährung gibt und selbst die Universitäten im Fachbereich Ökotrophologie, also Ernährungswissenschaften, teilweise erschreckend veraltete Bibliotheken aufweisen, ist es ein Segen für mich, dass ich Ruediger Dahlke als Co-Autor gewinnen konnte. In seinen vielen Jahrzehnten als Fastenarzt, Therapeut und in den letzten Jahren verstärkt auch als Ernährungsberater hat er viele Erfahrungen sammeln und Studien vergleichen können. Wir geben Ihnen gerne Argumente, die Ihnen helfen, die mahnenden Ratschläge, dem Kind lieber »etwas Ordentliches« in Form von tierischem Eiweiß anzubieten, gelassener zu ertragen und als leere Worthülsen zu erkennen. Ich selbst habe Dr. Volker Schmiedel und Prof. Claus Leitzmann in meiner Ausbildung zur Fastenleiterin erleben dürfen und bin auch diesen Pionieren sehr dankbar. Beide haben schon vor 20 Jahren geduldig physiologische Tatbestände erläutert, die von damaligen Kollegen als ungeheuerlich angesehen wurden, heute aber im medizinischen Bereich längst anerkannt sind.

Was eine gute Nährstoffversorgung angeht, können Sie gewiss sein: Je weniger ein Lebensmittel verarbeitet wurde und je natürlicher und wilder gewachsen, desto wertvoller ist es. Das heißt im Umkehrschluss: Die von der Industrie und Werbebranche stark beworbenen Produkte sind in ihrer Struktur meist extrem zerstört und vom Organismus schlecht zu verwerten. Ein Großteil der Nährstoffe ist abgetötet oder aufgrund synthetischer Herstellung nicht natürlich, sondern künstlich erzeugt, was nie vergleichbar ist mit der Qualität der Nährstoffe, die uns sonnengereifte Nahrung bietet.

Chlorophyll, das grüne Wunder –
Grüne Smoothies als Begleiter durch die Kindheit

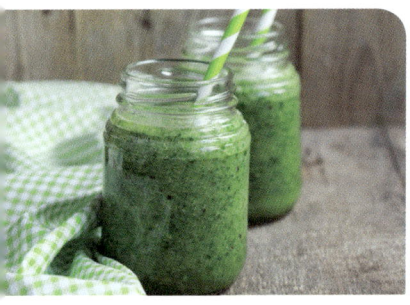

Einer der wichtigsten Nährstoffe und Bausteine für unsere Gesundheit ist Chlorophyll. Dieses kleine grüne Wunder ist im Aufbau unserem Hämoglobin sehr ähnlich. Es enthält im Unterschied als zentrales Atom Magnesium statt Eisen, was ihm das Speichern der Lichtenergie (Biophotonen) ermöglicht. Wenn wir diese Energie durch Grüne Smoothies oder Wildkräuter aufnehmen, organisieren sich unsere Zellen neu und verjüngen sich, weil die Mitochondrien, unsere Zellkraftwerke, entlastet werden. Chlorophyll transportiert auch Sauerstoff in die Zellen, was besonders bei der Krebsvorbeugung und -heilung sehr wichtig ist. Es treibt die Ausscheidung von Umweltgiften voran und wirkt regenerierend auf den gesamten Organismus.

Kinder, die von klein auf an Grüne Smoothies gewöhnt werden, sind chlorophyllhaltigen Lebensmitteln sehr zugetan. Ich erinnere mich, wie ich besonders in starken Wachstumsphasen gar nicht mehr aufhören konnte, Sauerampfer und Rhabarber zu essen. Beide enthalten viel Kieselsäure, die für einen gesunden Knochenaufbau maßgeblich mitverantwortlich ist. Die Blätter der Brennnessel oder der Malve sind außerordentlich bekömmlich für Kinder.[7] Sie sind relativ geschmacksneutral,

---

7 Es sei denn, sie leiden schon an einer Histaminintoleranz, denn die Brennnessel enthält Histamine. Trotzdem kann selbst die Histaminintoleranz bei konsequent vegan glutenfreier Ernährung mit der Zeit verschwinden.

wie auch Spinat, Feldsalat oder Kohlblätter. Alle grünen Blätter enthalten viel Chlorophyll und können im Wechsel im Smoothie verwendet werden. Chlorophyll sorgt wegen seiner hohen Ordnungskraft und die Vielfalt der Blattgemüse wegen ihres Reichtums an Antioxidantien für optimale Gesunderhaltung und Wachstumsförderung. Kinder wachsen schnell und brauchen möglichst viele leicht zu verwertende Nährstoffe. An Smoothies gewöhnt, können sie förmlich süchtig danach werden, weil sie spüren, dass sie ihnen guttun. Mittlerweile können viele Eltern bestätigen, wie ihre Kinder – gerade in Entwicklungs- und Wachstumsphasen – nach dem Genuss Grüner Smoothies besser durchschlafen, ausgeglichener sind und Krankheiten, wenn sie überhaupt auftreten, schneller ausheilen. Auch Victoria Boutenko, die Mutter der Grünen Smoothies, weiß Erstaunliches über Kinder, die mit Smoothies aufwachsen, zu berichten: Die von ihr beschriebenen Kinder hatten jeweils herausragend gute Blutwerte, entwickelten sich rasch und wurden von den behandelnden Kinderärzten und Eltern anerkennend gelobt. Beim Stichwort »Chlorophyll« darf aber auch ein anderer Name nicht fehlen – die Rohkostpionierin Dr. Ann Wigmore hat mit Weizengrassaft in der Heilung vieler Krankheitsbilder Fantastisches geleistet und sicherlich damit erreicht, dass Chlorophyll auch in der Forschung heute mehr Beachtung findet.

Auch organisch gebundenes Eisen wird im Körper gebraucht, z. B. für die Blutbildung. In frischer Brennnessel ist es reichlich vorhanden sowie zum Beispiel in frischer Roter Bete, die in rohem Zustand Kindern übrigens meist sehr lecker schmeckt. Kombiniert mit Äpfeln ergibt sie einen schmackhaften Salat, und hat noch nicht die erdig muffige Note angenommen, die beim Kochen entsteht.

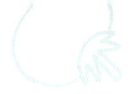

Eisenmangel

Eisen ist das rote Metall im Zentrum des Hämoglobin-Moleküls, das unser Blut ausmacht. Eisen vermittelt Kraft und Durchsetzungsfähigkeit, ein hoher Eisenspiegel fördert aber auch die Entzündungsbereitschaft. Aus Eisen sind all unsere Waffen geschmiedet. Im Zentrum des Chlorophylls steht an gleicher Stelle Magnesium, das Mineral der Nerven, das uns beruhigt und zugleich für Nerven wie Drahtseile sorgt.

Insofern ist es ganz natürlich und sinnvoll, wenn in der Schwangerschaft der Eisenspiegel etwas sinkt. Laut Prof. Claus Leitzmann brauchen auch Pflanzenesser nicht die relativ hohen Eisenwerte, die für Fleischesser typisch sind. Entscheidend ist also die Leistungsfähigkeit, nicht der Blutwert. In Pflanzennahrung ist im Übrigen auch genug Eisen vorhanden, wie besonders roten Pflanzen oft schon anzusehen ist. Ob es allerdings in ausreichender Weise aufgenommen werden kann, hängt entscheidend von der inneren Einstellung ab. Diesbezüglich kann mein Buch »Krankheit als Symbol« weiterhelfen, in dem ich über die Aufgabe bei Eisenmangel-Anämie aufkläre. Wichtig ist, dass Kinder, insbesondere Mädchen, in einem dem Lebensprinzip der Aggression entsprechenden Feld[8] mutig und neugierig, unternehmungslustig und vital aufwachsen können.

---

8 Ruediger Dahlke, Margit Dahlke: Die Lebensprinzipien. Wege zu Selbsterkenntnis, Vorbeugung und Heilung. Arkana, 2011. S.35 ff.

Wildkräuter, biologischer Anbau und der eigene Garten

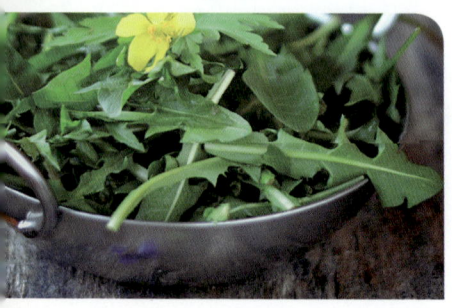

Wenn man ein Buch über gesunde Ernährung schreibt, wäre es fatal, nicht auf die unterschiedliche Wertigkeit von Nahrungsmitteln hinzuweisen. Alle Mühe ist umsonst, wenn man an den Grundstoffen spart. Ganz wunderbar wäre es, wenn Sie die Möglichkeit hätten, einige Wildkräuter in Ihren und den Speiseplan Ihres Kindes zu integrieren, am besten in Form Grüner Smoothies. Das Besondere an Wildkräutern ist ihre Nährstoffvielfalt – was die Versorgung mit Mineralstoffen, Vitaminen und Antioxidantien angeht, sind sie Spitzenreiter. Sie haben den höchsten energetischen Nährwert, was auch ihre hohe Biophotonenausstrahlung bestätigt.[9]

»Kinder und Säuglinge lieben den milden Geschmack der fein pürierten Brennnessel-Obst-Cocktails. Nach Aussage des Münchener Kinderarztes Dr. Joachim Thiele eignet sich dieser Cocktail optimal als Beikost. Hier kann Getreidebrei oder pasteurisierte Flaschennahrung nicht mit-

---

9 1922 vom Mediziner Professor Alexander Gurwitsch erstmals beschrieben, gelang 1975 dem Biophysiker Fritz-Albert Popp der Nachweis von Biophotonen. Hierbei handelt es sich um winzig kleine Lichtteilchen, durch die alle lebenden Zellen eines Organismus miteinander kommunizieren und eine ordnende Struktur herstellen. Genau diese Lichtkommunikation spielt bei der Behandlung und Heilung von Krank-heiten eine wesentliche Rolle, und ein junger Körper im Wachstum wird mit biophotonenreicher Nahrung in seinem Wachstum enorm unterstützt.

halten. Was den Nährstoffgehalt angeht, sind Smoothies aus Wild-kräutern und Früchten nicht zu übertreffen. Wie kann zum Beispiel Grießbrei ein Kind optimal ernähren, wenn der Getreideanbau durch die Gabe von Düngemittel auf ausgelaugte Ackerböden massiv forciert wird? In allen Getreidesorten fehlen Chlorophyll, vollständiges Ei-weiß, organische Spurenelemente, Enzyme und Biophotonen. Dadurch können große Lücken bei der Ernährung eines Kleinkindes entstehen, sodass unter Umständen bereits in frühen Jahren der Grundstein für Krankheiten gelegt wird.«

Dr. med. John Switzer

Abgesehen von bekannten Superfoods wie Moringa, Gojibeeren, Kakao oder Açaí, steht biologisch angebautes und möglichst frisch verwertetes Gemüse und Obst an zweiter Stelle der Wertigkeit. Je frischer und je mineralienreicher der Boden, auf dem es gewachsen ist, desto besser. Wenn Sie die Möglichkeit haben, eigenes Obst und Gemüse in einem Garten zu kultivieren, kann ich Ihnen das nur wärmstens ans Herz le-gen. Für Kinder ist es optimal, wenn sie in diesem Rahmen nicht nur ernährt werden, sondern auch die Zusammenhänge und Wachstums-prozesse in der Natur begreifen lernen. Der Garten kann Spielort und Ruhestätte sein. Gerade, wenn Sie in der Stadt wohnen und direkt an das Haus nur Straßen und keine Grünflächen angrenzen, lohnt es sich umso mehr, einen Schrebergarten anzumieten. Integrieren Sie eine Schaukel, vielleicht gibt es einen Kletterbaum. Kinder brauchen nicht ständig ein vorgefertigtes Programm oder Unterricht, freies Spielen in der Natur ist ihnen in ihrer persönlichen Entwicklung viel hilfreicher. Zu sehen, wie die selbst ausgesäten Zuckererbsen oder Karotten keimen und wachsen, ist eine wunderschöne Erfahrung für Kinder. Sie bekommen einen sehr viel gesünderen Zugang zu ihrer Nahrung.

Wenn Sie nicht auf frisch geerntete Zutaten aus dem eigenen Garten zurückgreifen können, kaufen Sie am besten beim Biobauern auf dem Markt oder im Hofladen. Bioprodukte aus Verbandsbetrieben wie Bioland, Demeter, Naturland, Biopark oder Ecovin sind immer strenger kontrolliert als die mit EU-Label. Trotzdem sind auch Letztere Nicht-Bioprodukten immer vorzuziehen, die teilweise bis einen Tag vor Ernte noch gespritzt werden dürfen und zur Haltbarmachung bestrahlt oder mit Pilzschutzmitteln (Fungiziden) behandelt werden. Wer nicht glaubt, dass die Wertigkeit von Bioprodukten höher ist, braucht sich nur Kristallisationsbilder von Bio- und konventionellen Lebensmitteln im Vergleich anzusehen. Man kann sofort erkennen, dass in den Bioprodukten ein Vielfaches an Lebensenergie steckt.

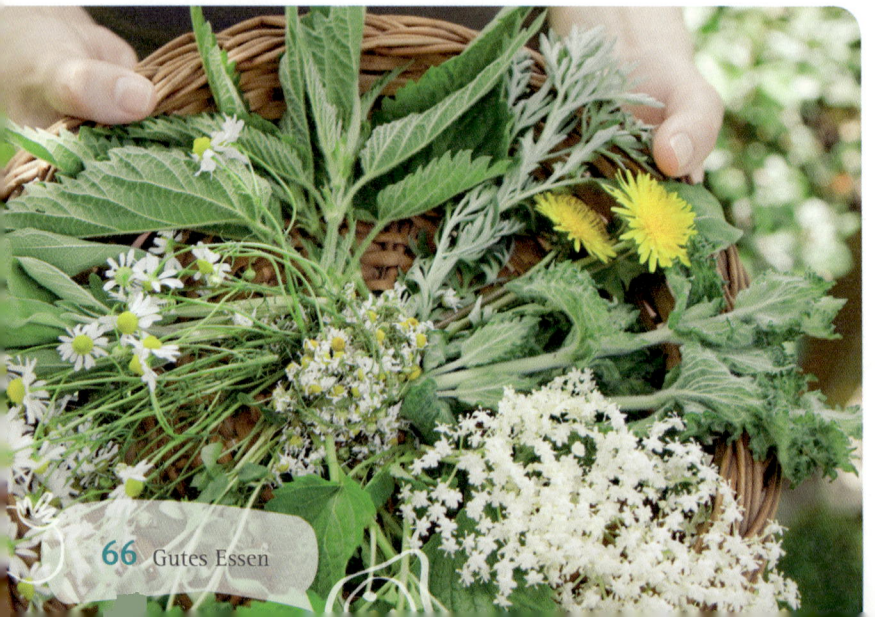

Kurze Portraits von nährstoffreichen Zutaten

Baobab

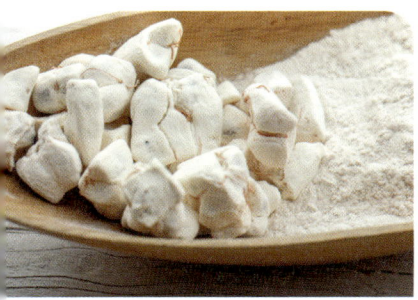

Dieses fruchtig-saure, erfrischende Pulver der Affenbrotbaumfrüchte wird von Kindern sehr geliebt und ist im Gegensatz zu Brausepulver sogar sehr gesund. Es eignet sich hervorragend als gesunde Säurenote und zusätzliche Vitamin- und Mineralstoffbombe für die Zubereitung von Grünen Smoothies. Viele Bio- und Rohkostvertriebe haben es im Angebot, und man unterstützt damit automatisch kleine Bioprojekte in Afrika. Es enthält besonders viel Vitamin C, B1 und B6, sehr viel Kalzium und auch viele Ballaststoffe, die die Verdauung unterstützen.

Carob

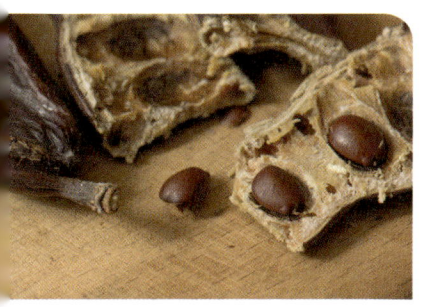

Das vermahlene Fruchtpulver der Schoten des Johannisbrotbaumes ist eine süße, mineralienreiche, karamellschokoartige Kakaoalternative. Es enthält viele A- und B-Vitamine, Kalzium und Eisen sowie sehr viele sekundäre Pflanzenstoffe. Es ist sehr ballaststoffreich, was Babybäuchen in der Umstellungsphase von der Muttermilch zu fester Nahrung hilft. Allgemein ist es mit seinem Mineralienreichtum und den gut zu verstoffwechselnden Einfach- und Zweifachzuckern als Süßigkeit für Kinder zu empfehlen.

Leckere Carobmilch und -shakes finden Sie im Rezeptteil.

Chia

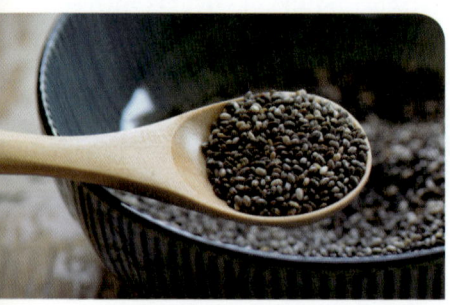

Als Chia werden eine südamerikanische und eine kalifornische Salbeiart bezeichnet. Deren Samen haben eine hohe Quelleigenschaft und enthalten sehr viele gesunde Omega-3-Fettsäuren. Die kleinen, lustigen Körnchen sehen unter der Lupe aus wie Dinosauriereier, was besonders kleine Abenteurer erfreut. In Wasser oder Saft quillt ihre Außenhaut auf und verwandelt sie in eine glibberige, krötenlaichähnliche Masse, die Kindern – als Zutat in Fruchtsaft oder als Pudding mit Carob oder Fruchtmus angerührt – viel Freude macht. Chia eignet sich sehr gut, um Smoothies anzudicken, und versieht sie mit einem weiteren Mineralienkick.

Erdmandeln (Chufas)

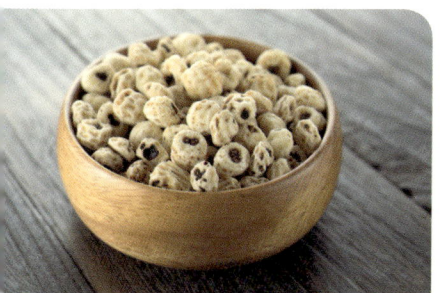

Die kleinen Wurzelknöllchen eines Sauergrasgewächses, das in Spanien seine Heimat hat, erfreuen dort als nordspanisches Nationalgetränk »Horchata de Chufa«, Erdmandelmilch, schon seit vielen Generationen nicht nur Kinder. Die Erdmandel enthält viele ungesättigte Fettsäuren, Vitamin C, E, H, Rutin sowie viele Mineralstoffe, darunter Eisen, Phosphor, Kalium, Magnesium und Kupfer und ist sehr ballaststoffreich. Die Erdmandel hat bei uns im Zuge der glutenfreien Müslis und Morgenbreie ihre Bekanntheit erlangt und ist mittlerweile in praktisch jedem Bioladen und Reformhaus erhältlich. Eingeweichte Erdmandeln sind eine köstliche, sehr gesunde Knabberei, und auch als basenstoffreicher Milchersatz sehr zu empfehlen.

Hanf

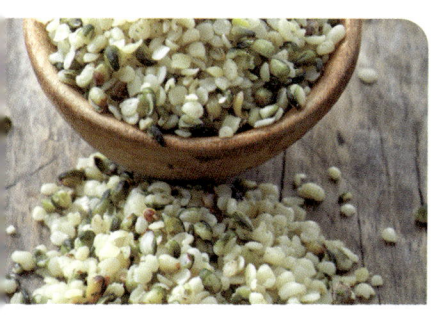

Hanfnüsse bestehen zu über 20 % aus essenziellen Aminosäuren, große Anteile davon bilden Methionin und Cystein, die wichtig für die Zellentgiftung und Enzymproduktion sind. Dieser hohe Anteil an pflanzlichen Eiweißen macht Hanfnüsse in der Wachstumsphase zu einem wunderbaren Nahrungsmittel auch für Kinder. Als lebenswichtige ungesättigte Fettsäuren enthalten Hanfsamen Linolsäure (Omega-6-Fettsäure) und Alpha-Linolensäure (Omega-3-Fettsäure) in optimalem Verhältnis 3:1 (wie auch Chia und Leinsamen), statt z.B. Sonnenblumenöl (Verhältnis 128:1). Außerdem enthalten sind Eisen, Kalzium, Phosphor und Kalium, Ballaststoffe sowie die Vitamine B, B1 und E. Man kann Hanfnüsse geschält oder ungeschält kaufen – die geschälten sind sehr mild, aber nicht besonders gut lagerfähig. Kinder mögen das Knuspern der Hanfnüsse im Salat oder als pure Knabberei meist gern.

Kakao

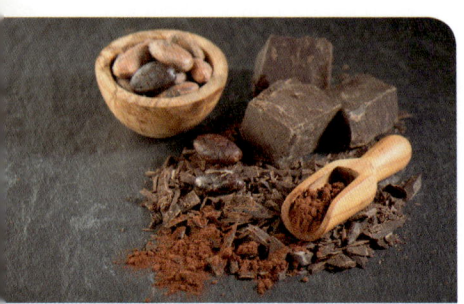

Laut David Wolfe (»Superfoods – die Medizin der Zukunft«) ist Kakao das hochwertigste, vitalstoffreichste und komplexeste Nahrungsmittel, das der Mensch je entdeckt hat. Mindestens 1200 verschiedene Stoffe enthält die Kakaobohne. Reich an Antioxidantien (10 % der Gesamtbestandteile), essenziellen Aminosäuren und vielen weiteren regenerationsfördernden und zellschützenden Stoffen sticht die rohe Kakaobohne im Vergleich mit anderen Nahrungsmitteln deutlich hervor. Was die Mineralienversorgung angeht, ist Kakao Spitzenreiter an organisch verfügbarem Magnesium und Eisen, außerdem enthalten sind z.B. Kupfer, Zink, Chrom, Mangan sowie viel Vitamin C, B-Vitamine und

Vitamin E. Die enthaltenen Phenole behindern das Wachstum von säurebildenden Kariesbakterien und unterbinden die Plaquebildung, und sein hoher Anteil an Magnesium erhöht die Gehirndurchblutung und sorgt für fokussiertes, klares Denken.

Mit der Zubereitung eines rohköstlichen Kakaogetränks können Sie sich all diese positiven Eigenschaften zunutze machen. Aber Achtung: Beim Vermischen mit Milch oder raffiniertem Zucker gehen die meisten Inhaltsstoffe verloren bzw. ihre Wirkung wird blockiert. Deshalb hat z. B. Vollmilchschokolade nicht dieselbe Heilwirkung wie die rohe Kakaobohne. Wenn Sie allergisch auf Vollmilchschokolade reagieren, liegt das übrigens sehr wahrscheinlich an der pasteurisierten Milch. Rohvegane Schokolade können die meisten allergieempfindlichen Menschen ohne Bedenken genießen.

Kokosnuss

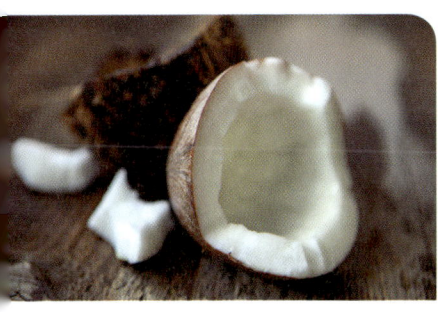

Die meisten Kinder werden schnell Fan von ihr – und mit ihrem leicht süßen Aroma, ihrem Saft und dem ölhaltigen Fleisch ist sie vielseitig verwendbar. Weil die Kokosnuss so gesund, mineralienreich und vom Geschmack her mit keiner unserer einheimischen Pflanzen zu vergleichen ist, mache ich bei ihr gerne eine Ausnahme, was die Verwertung regionaler Lebensmittel betrifft. Man fördert mit dem Kauf von Bio-Kokosnüssen und -produkten dafür kleine Ökoprojekte in tropischen Gebieten. Die in ihr enthaltene Laurinsäure wirkt sogar antibakteriell. In ihren Ursprungsländern ist sie nicht nur ein nahrhaftes Lebensmittel und Getränk, sondern ihr Öl findet als Creme, zur Wundbehandlung und sogar als Insektenschutz Anwendung. Aufgrund der in ihr enthaltenen gesättigten Fette, die wichtig für unseren Hirnstoffwechsel sind, trägt sie den Beinamen »Brainfood«. Weitere Inhaltsstoffe der Kokosnuss sind Eiweiß, Kalium, Kalzium, Magnesium, Eisen, Vitamin C, B3 und E, Zellulose und Ballaststoffe.

Leinsamen

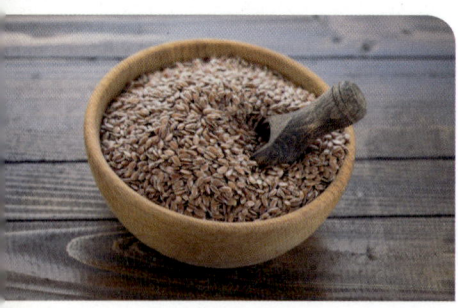

Leinsamen, der uns schon seit Tausenden von Jahren als Kulturpflanze dient und wie Hanf und Brennnessel auch als Faserpflanze genutzt werden kann, ist eine gesunde Ergänzung in Puddings, Breie und Broten: Die in ihm enthaltenen Ballaststoffe (25 %) wirken zusammen mit seinen Schleimstoffen sehr verdauungsfördernd und -normalisierend sowie magenschleimhautpflegend. Er gehört mit zu den wichtigsten Omega-3-Fettsäuren-Lieferanten, mit einem Omega-6-zu-3-Verhältnis von circa 4:1. Mit ca. 20 g (entspricht ungefähr 2 Esslöffeln) ist der tägliche Omega-3-Bedarf gedeckt. Diese Menge ist gut in Powershakes unterzubringen und verleiht dem Shake durch die andickende Eigenschaft des Leinsamens eine cremige Konsistenz.

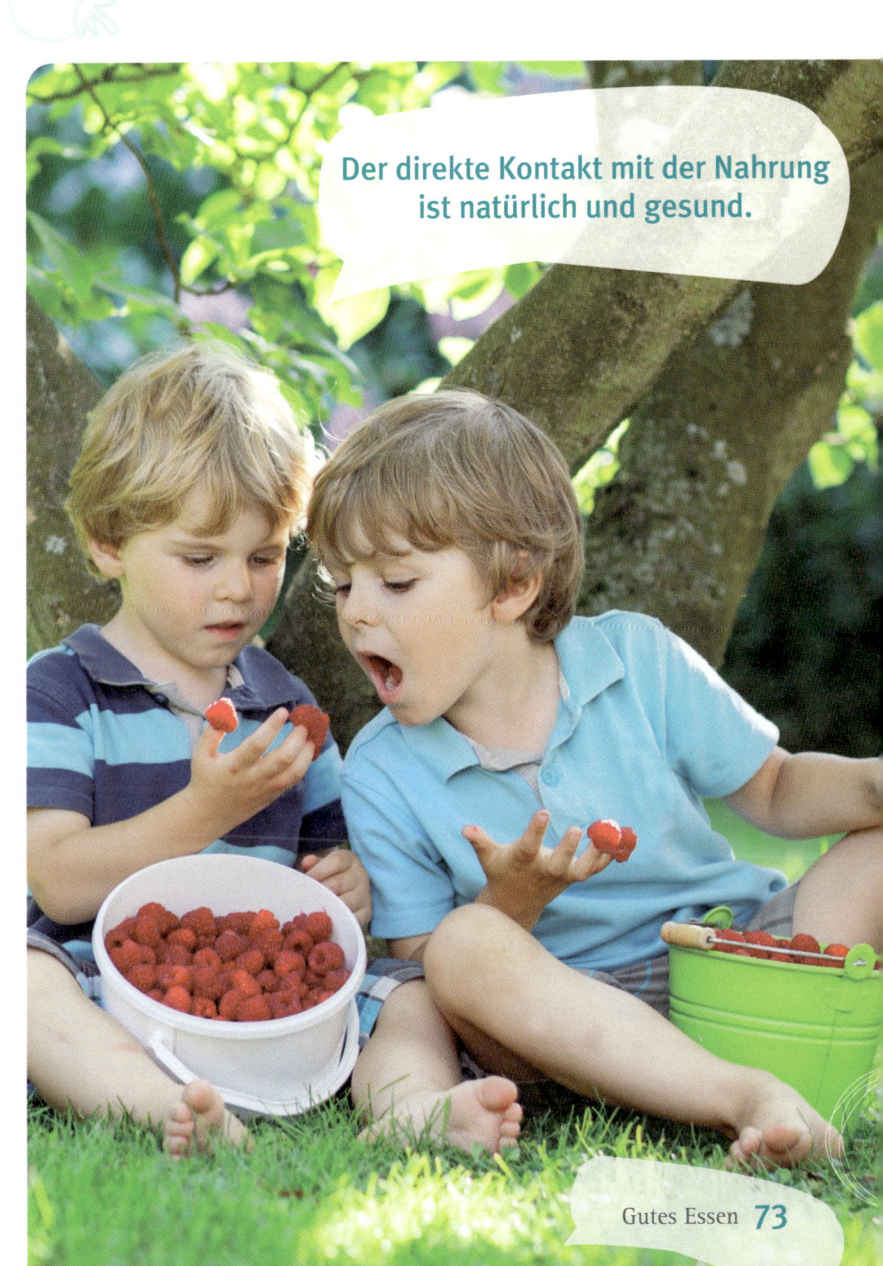

Der direkte Kontakt mit der Nahrung ist natürlich und gesund.

Essverhalten

Wie bei uns Erwachsenen gibt es auch unter den Babys und Kleinkindern in Bezug auf das Essverhalten sehr unterschiedliche Typen und Vorlieben. Manche Kinder lieben Breie und sämige Speisen, andere wollen lieber knabbern oder mit ihren Händchen schon möglichst viel ertasten. Seien Sie also nicht zu streng, wenn Ihr Kind lieber mit den Händen essen möchte. Der direkte Kontakt mit der Nahrung ist natürlich und gesund.

In dieser prägenden Phase ist es wünschenswert, das Essverhalten Ihres Sprösslings positiv zu beeinflussen und ihm gesunde Wurzeln zu geben. Die Ursprünge des »Trostfutterns«, die Gewohnheit, im Stehen oder Laufen zu essen oder Stresssituationen durch Essen zu entschärfen, sind oft Spiegel des Essverhaltens der Eltern in der Kindheit. Hier können Sie sehr großen Einfluss nehmen, indem Sie als Eltern Vorbilder sind und folgende Regeln für sich selbst beachten:

- Bereiten Sie alles so weit vor und zu, dass Sie sich für die Dauer der Mahlzeit zusammen mit dem Kind hinsetzen können, um gemeinsam Ihr Essen zu genießen.

- Wünschenswert wäre, wenn die Familie sich das Ritual erhält, mindestens einmal am Tag zusammen am Tisch zu sitzen, eine gesunde Mahlzeit gemeinsam zu genießen und Erlebnisse des Tages auszutauschen. Leider hat sich auch hier schon die Hektik breitgemacht, und in vielen Familien essen Kinder alleine oder zu anderen Zeiten als die Eltern. Versuchen Sie, sooft es geht, das Erlebnis gemeinsamen Essens zu teilen! Es ist die Form, in der ein fruchtbarer Austausch stattfinden kann, Kinder von ihren Unternehmungen erzählen können und ihnen volle Aufmerksamkeit geschenkt wird – ein Revue-passieren-Lassen und das Ansprechen von Situationen, bei denen die Kinder sich unsicher waren oder Beratung brauchen, ist hier in ganz entspannter Atmosphäre möglich.

- Handy, Radio, Fernseher und andere unnötige Ablenkungen sind tabu. Wenn Sie feierliche oder ruhige Musik auflegen wollen, die der Stimmung beim Essen guttut, ist das natürlich etwas anderes.

- Essen Sie, was Ihr Kind auch isst. Die Rezepte in diesem Buch fördern auch Ihr Wohlbefinden und sind verglichen mit dem, was die meisten Menschen tagtäglich so zu sich nehmen, sehr nährstoffreich. Ihre Authentizität ist ein ganz wichtiger Baustein für die Persönlichkeitsentwicklung Ihres Kindes. Wenn Sie Ihr Kind gesund ernähren wollen, aber selbst etwas ganz anderes essen, wird Ihr Kind das nicht lange mitmachen. Zudem wird es Ihnen nicht abnehmen, dass sein Essen wertvoller sei als Ihres.

- Zwingen Sie Ihr Kind nie zum Essen! Es weiß intuitiv, wie viel es wovon mag und braucht. Wir brauchen viel weniger Kalorien, als wir glauben. Wenn Ihr Kind schon von einem Glas Grünem Smoothie oder ein paar Gabeln Salat satt ist, ist das etwas, was Sie respektieren sollten. Schwierig wird es bei Kindern, die schon in einer Zuckersucht feststecken und sich weigern, gesund zu essen. Die Erfahrung vieler Eltern hat jedoch gezeigt, dass Zwang und Verbote diese Misere nicht verbessern, sondern verschlimmern. Hier könnte eher ein Urlaub oder eine Kur in einer Rohkostpension dabei helfen, das Geschmacksempfinden neu und positiv zu beeinflussen und den Suchtkreislauf zu durchbrechen.

- Der Zeitraum des gemeinsamen Essens sollte frei von Stress sein. Treiben Sie Ihr Kind nicht zur Eile an. Räumen Sie mindestens eine halbe Stunde Zeit pro Mahlzeit ein, als größere Familie lieber eine Stunde. Wenn die gemeinsamen Essenszeiten nicht von ständiger Reglementierungen und Strenge geprägt sind, wie es vor 50 Jahren praktisch überall üblich war, werden Ihre Kinder die familiären Treffen am Tisch bei leckerem Essen als kleine Highlights des Familienlebens im Gedächtnis behalten.

Sie können genau jetzt den Grundstein für ein gesundes, bewusstes Essverhalten legen, indem dem Essen als solchem die Bewusstheit und Aufmerksamkeit geschenkt wird, die es verdient hat.

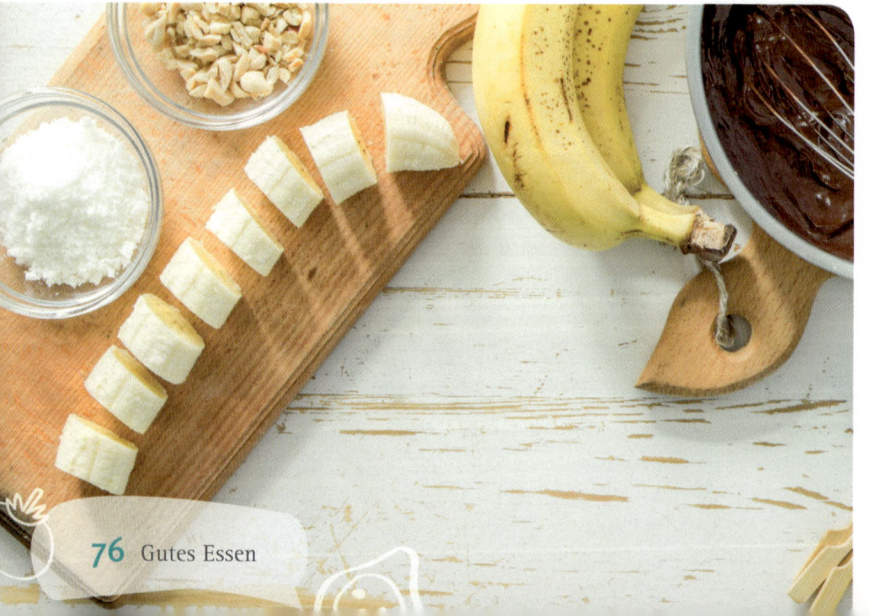

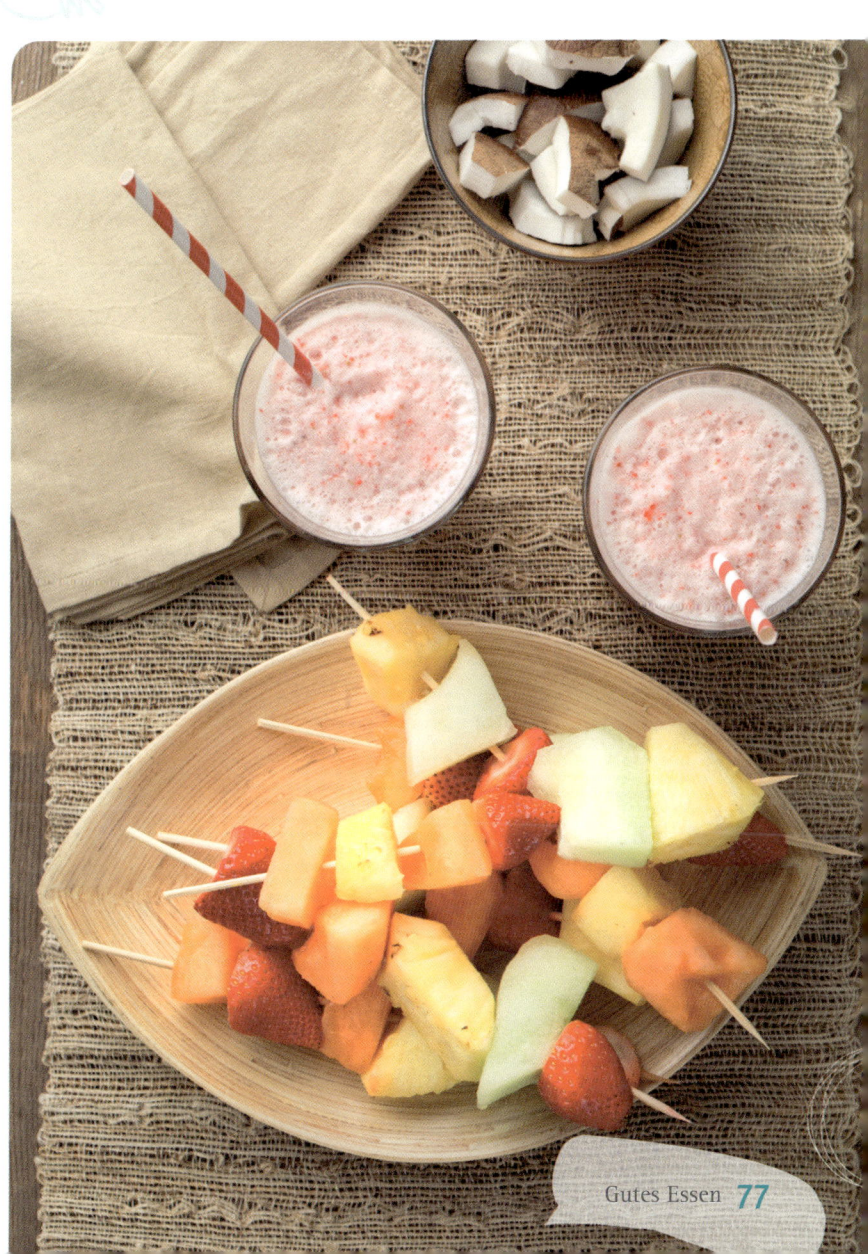

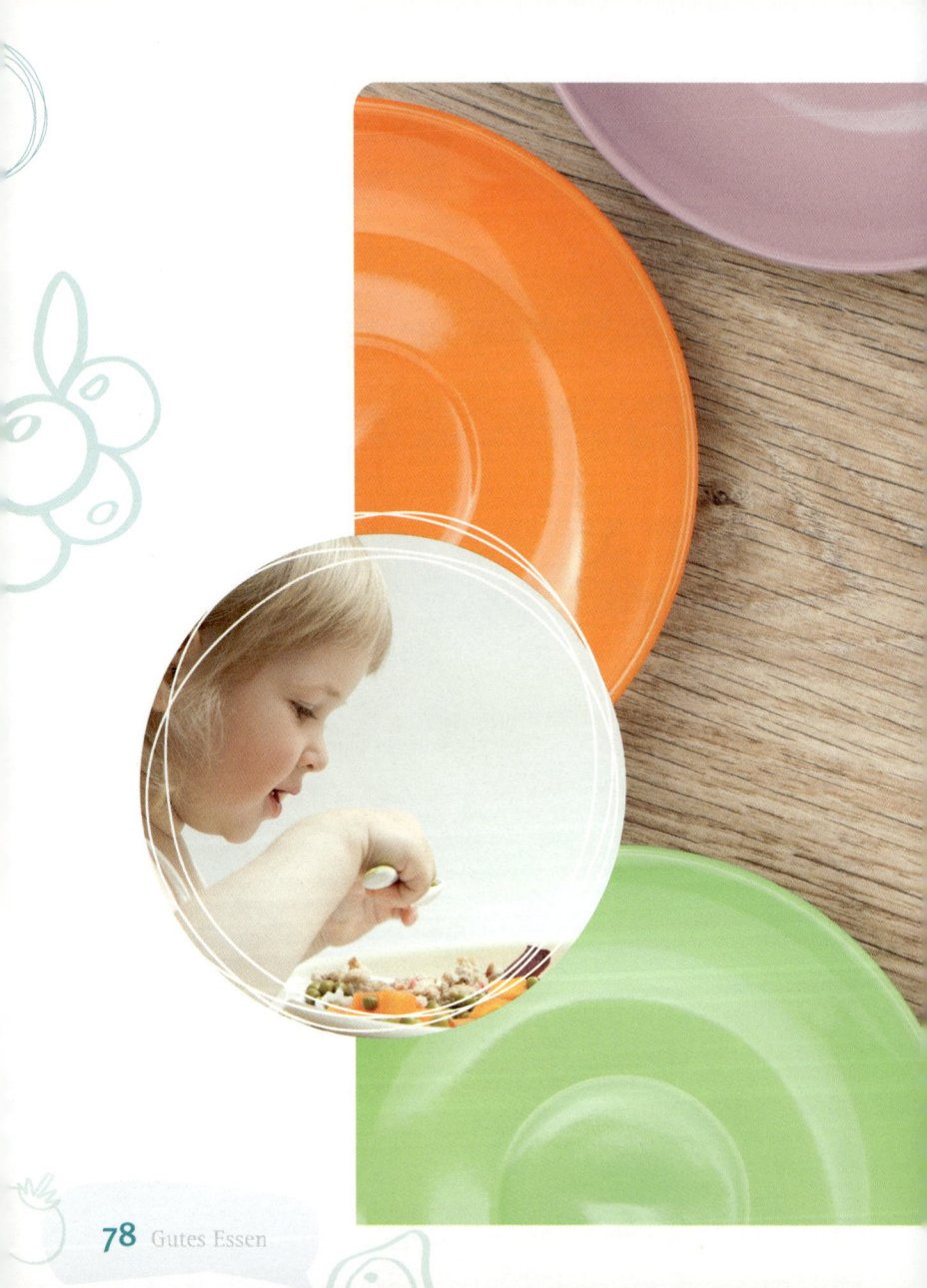

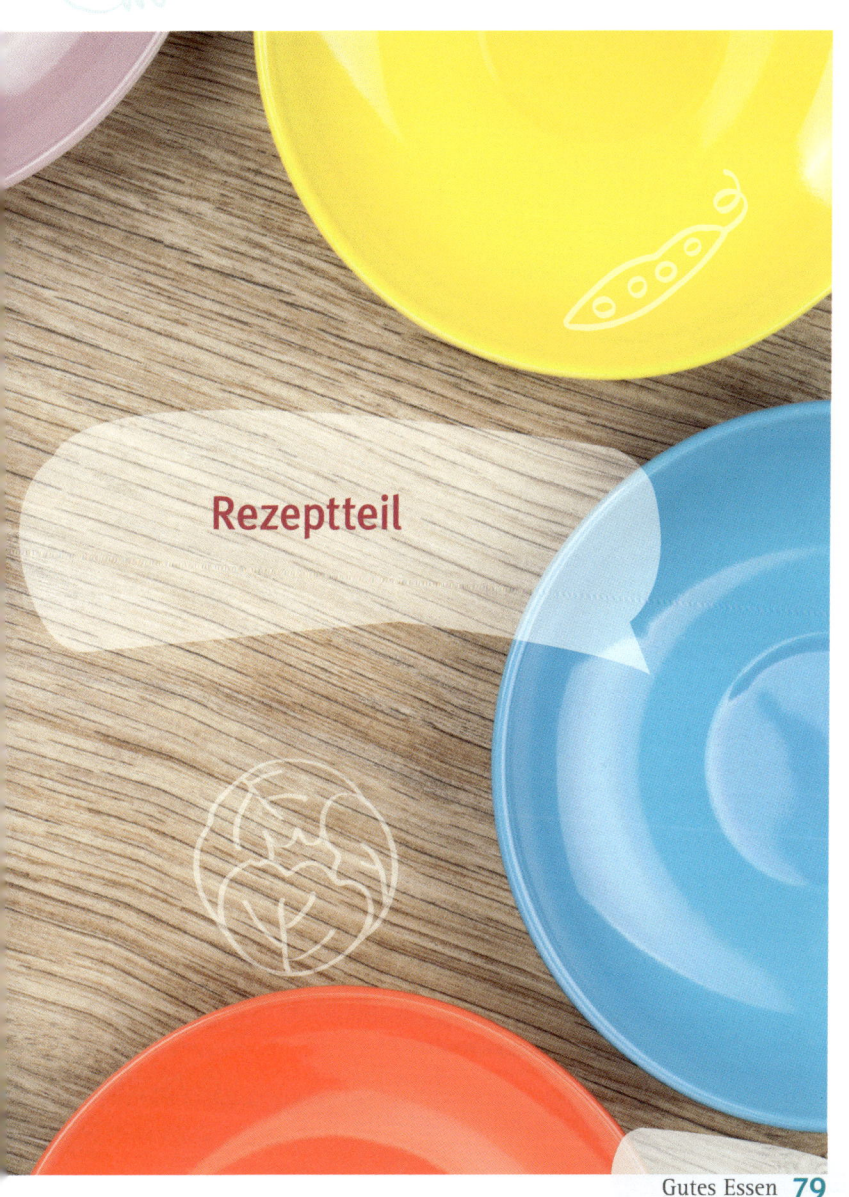

Rezeptteil

Solange Ihr Baby noch zufrieden mit Muttermilch ist, bleibt sie für das Kleine auch die beste Nahrung.[10] Die Rezepte für die ersten Breie sind sehr einfach gehalten, da es für den »Babybauch« besser ist, nicht zu viele Lebensmittel zu vermischen. Mit fortschreitendem Alter, je nach Entwicklung Ihres Kindes, z. B. ab dem 12. Monat, können Sie gut auch komplexere Mahlzeiten anbieten.

Die Rezepte beinhalten feine Breie und Smoothies sowie verschiedene vegane »Milch«-Mixgetränke. Diese erleichtern Ihrem Kind den Übergang vom Saugen zum Kauen und sind besonders gut verdaulich. Die eher flüssigen, dünnen Breie enthalten keine stärkehaltigen Nahrungsmittel wie Karotten, Kürbis oder Kartoffeln, da die Stärkeverdauung – wie schon erwähnt – nur in Verbindung mit gutem Einspeicheln funktioniert. Das ist auch der Grund, warum Babys aus Naturvölkern den von der Mutter vorgekauten Speisebrei gut vertragen: Hier haben bereits die Enzyme aus dem Speichel der Mutter mit der Aufspaltung der Stärke begonnen, das Essen ist sozusagen schon vorverdaut.

Nicht alle Kinder mögen Brei. Deshalb, sorgen Sie sich nicht, wenn Ihr Kind Brei komplett verweigert. Falls Sie noch stillen können und wollen und das Baby lieber Muttermilch trinkt, können Sie Brei in der Zahnungsphase komplett überspringen. Sobald genügend Zähne zum Vorschein kommen und Ihr Kind lieber Karotten, Gurken oder auch »Erwachsenenmahlzeiten« wie zum Beispiel Gemüseauflauf essen möchte, braucht es sowieso keinen Brei mehr.

---

10 Dr. Urs Hochstrasser empfiehlt in seinem Buch »Kinderernährung – lebendig und schmackhaft«, unter dem 18. Monat den pflanzlichen »Milch«-Mixgetränken etwas Laktose in Form von Schüsslersalzen Nr. 1 und 2 zuzugeben, da für die Entwicklung des Gehirns Laktose benötigt wird. Das gilt vor allem, wenn Sie nicht selbst zusätzlich stillen. Muttermilch enthält viel mehr Laktose als Kuh- oder Ziegenmilch.

Natürlich können Sie die Rezepte nach Ihrem und nach dem Geschmack Ihres Babys variieren. Wenn Sie merken, dass Ihr Baby z. B. Banane sehr gern mag und den Brei dann lieber isst, erhöhen Sie einfach den Anteil an Banane. Wenn irgendwie möglich, sollten alle Produkte aus biologischem Anbau stammen. Ältere Kinder haben sowieso ihre Vorlieben, von denen sie sich nicht abbringen lassen werden – seien Sie geduldig, wenn Ihr Kind z. B. eine Ihrer Ansicht nach zu einseitige Nudelphase durchmacht. Ich habe zahlreiche Kinder beobachtet, die jahrelang Nudeln als Grundnahrungsmittel bevorzugten und trotzdem nach dieser Zeit von sich aus plötzlich zum Salat wechselten. Wenn Sie für glutenfreie Nudeln sorgen und dort möglichst abwechseln zwischen Quinoa, Buchweizen, Mais usw. und vor der Nudelmahlzeit simple Rohkoststicks anbieten, servieren Sie eine vollwertige Mahlzeit und können gleichzeitig sicher sein, dass Ihrem Sprössling die Nudeln irgendwann schon noch langweilig werden. Auch hier ist Geduld und Einfallsreichtum immer besser als Zwang.

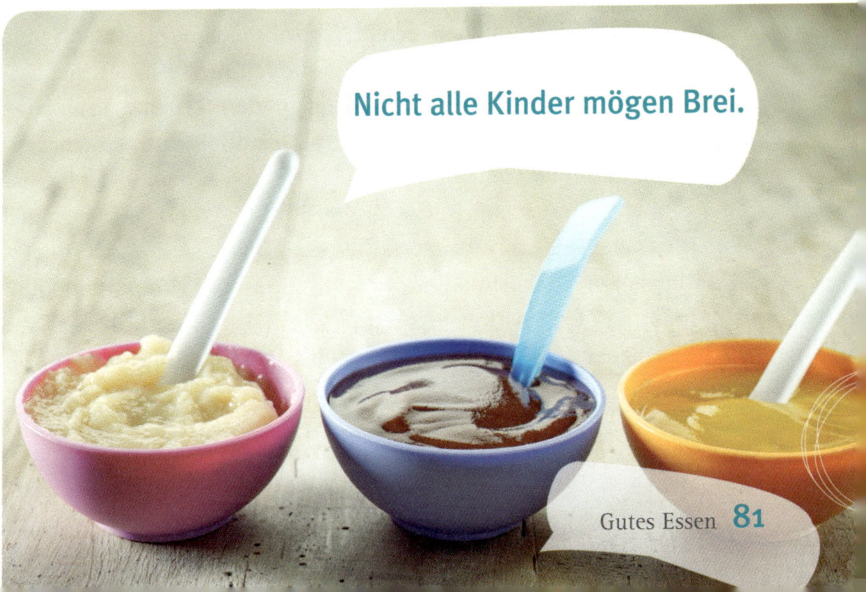

Nicht alle Kinder mögen Brei.

Nützliche »Hardware«

Einfache Breie können mit der Gabel zubereitet werden, indem man Banane, Birne usw. zerdrückt. Gerade die weichen Früchte können aber auch gut direkt gefüttert werden. Viele Babys beißen lieber ab, statt einen Löffel im Mund zu spüren, der für sie ja erst einmal ein Fremdkörper ist. Um einen guten Aufschluss von Chlorophyll, Chiasaat oder Kakaobohnen zu erlangen, empfiehlt sich ein Hochleistungsmixer mit mindestens 30.000 Umdrehungen pro Minute. Der Personal Blender von Keimling ist, auch wegen seiner praktischen Größe, die babygerechte Mengen erlaubt, für die Breiherstellung und für Shakes praktisch und gut geeignet. Allen, die Grüne Smoothies besonders lieben, empfehle ich aber, lieber einen größeren Mixer zu kaufen. Abgesehen von der besseren Aufspaltung der Pflanzenzellen lassen sich hiermit besser größere Mengen zubereiten. So können Sie und Ihr Baby den Smoothie gemeinsam genießen.

Wenn Ihnen der Rohkostgedanke gefällt, wird Ihnen ein Dörrgerät gute Dienste leisten. Nicht nur sehr leckere, gesunde Cracker lassen sich damit zubereiten, auch Äpfel, Tomaten und andere Früchte kann man darin bei Temperaturen trocknen, die die Vitalstoffe nicht abtöten. Trockenobst ist im Bioladen nicht gerade günstig und zudem von der Qualität her nicht vergleichbar mit selbst gedörrten Früchten, die immer nährstoffreicher und viel schmackhafter sind. Das gekaufte Trockenobst hat übrigens nur Rohkostqualität, wenn es mit »raw«, »Rohkostqualität« oder »unter 42° C getrocknet« gekennzeichnet ist. Lassen Sie Ihr Kind den Test machen – es wird das Trockenobst in Rohkostqualität mit Sicherheit bevorzugen.

Einweichen von Mandeln und Nüssen

Was den meisten Menschen nicht bekannt ist: ALLE Nüsse und Saaten sollten nach Möglichkeit vor dem Verzehr eingeweicht werden. Beim Baby oder Kleinkind hat es den zusätzlichen Vorteil, dass die Speise so besser kaubar ist. In erster Linie geht es aber darum, durch den Einweichvorgang Keimhemmer abzubauen, die unsere Verdauung stören und zu Bauchweh führen können. Der Samen einer Pflanze ist natürlicherweise darauf ausgelegt, zu überleben, also mögliche Fraßfeinde schnellstens loszuwerden. Er enthält deshalb biologisch eingelagerte Fraßschutzmittel, die dann für unser Rumpeln im Bauch verantwortlich sind. Cashewkerne bilden hier eine Ausnahme, bei ihnen enthält die Außenschale so penetrant ätzende Bitterstoffe, dass der Kern selbst keinen Schutz mehr benötigt. Außerdem wird durch den Einweichprozess der Samen aktiviert, der dann seinen Vitalstoffgehalt vervielfacht.

Weichen Sie also die Mandeln und Haselnüsse, Sonnenblumen- oder Kürbiskerne für Nussmilch, glutenfreies Müsli oder Desserts vorher mindestens 5 Stunden ein, und schütten Sie das Einweichwasser weg. Danach spülen Sie die Kerne nochmals unter fließendem Wasser ab. Und, Sie werden vielleicht überrascht sein, das Ergebnis schmeckt köstlich!

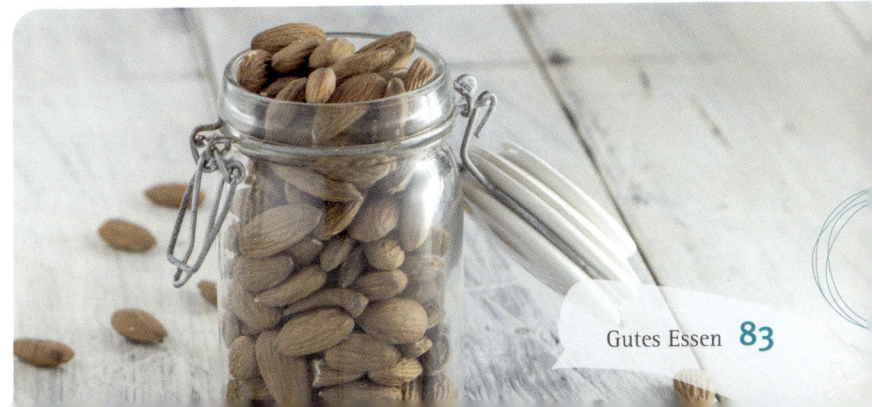

Exkurs: Gut zu wissen – Sprossen

Ein spannendes Erlebnis für Kinder ist auch das Ziehen von Sprossen oder Keimlingen. Auch sie vervielfachen während des Keimprozesses ihre Nährstoffe, und Kinder können beobachten, wie sie sich binnen Stunden in ihrem Aussehen verändern. Mungbohnen zum Beispiel, oder Linsen, keimen sehr schnell (innerhalb von zwei Tagen) und enthalten sehr viel Eiweiß wie auch zahlreiche andere Nährstoffe, die für das Wachstum Ihres Kindes wichtig sind. Kinder entwickeln schnell ihre Vorlieben, welche Sprossen sie am liebsten mögen. Zusammen mit Rohkost serviert sehen die verschiedenen Sprossen hübsch aus und sind echte kleine Powerpakete.

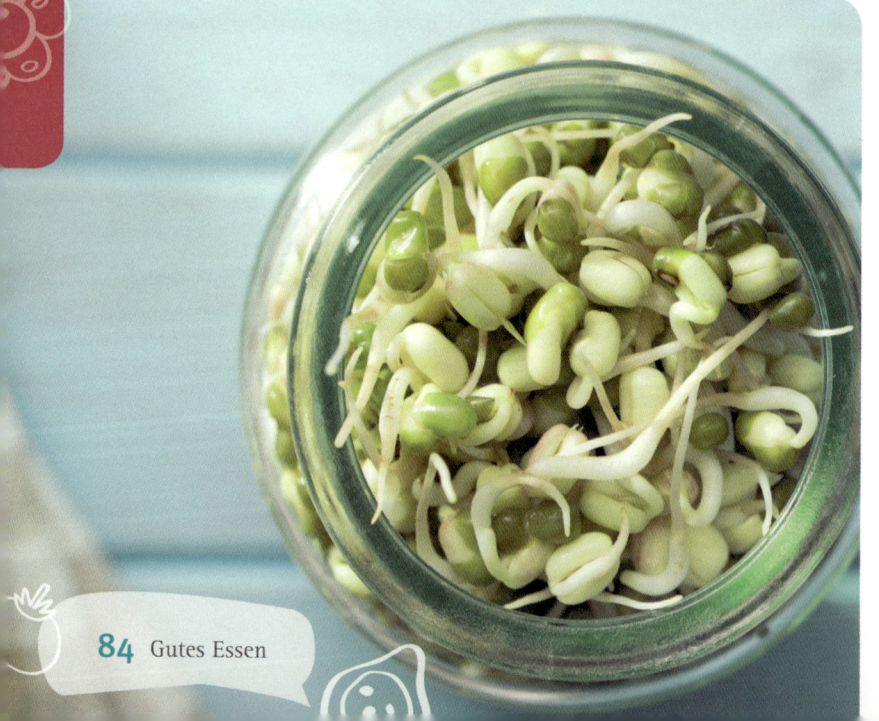

Obstbrei

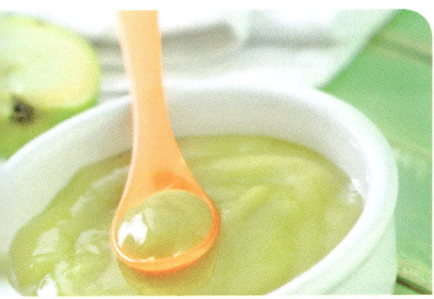

Die ersten Breie sollten ganz einfach gestaltet sein, denn Ihr Baby kennt bisher nur den Geschmack von Milch und den, der zum Lutschen angebotenen Gemüsesorten. Bitte hören Sie dabei nicht auf gut gemeinte Ratschläge, wie Apfelmus zu kochen, sondern pürieren Sie den Apfel roh. So bekommt Ihr Kind alle Vitalstoffe, die es braucht, und vor allem die Enzyme, die bei der Verdauung helfen und sonst durch den Garprozess abgetötet würden. Füttern Sie in der Gewöhnungsphase an einem Tag Apfel, an einem anderen Banane, am nächsten Avocado, dann Papaya. Das sind gut verdauliche Früchte, und Sie werden jetzt schon merken, wo Ihr Baby seine Vorlieben hat. Andicken lassen sich die Breie gut mit Chiasaat oder geschrotetem Leinsamen. Beide enthalten wertvolle Omega-3-Fettsäuren und wirken harmonisierend auf die Verdauung. Die Breie läuten in dieser Zeit eher eine spielerische Testphase ein, denn Milch ist im Alter von unter 10 Monaten noch das wichtigere Nahrungsmittel. Seien Sie also nicht besorgt, wenn Ihr Liebling nur einige Löffelchen probieren möchte, und beenden Sie das Füttern, sobald Ihr Kind den Kopf abwendet und Abneigung signalisiert. Viele Kinder möchten sowieso lieber spielend selbst die Welt der Lebensmittel erkunden und lehnen das Füttern mit Brei rundweg ab. Wenn die gleichen Kinder freudig nach Gurken und Äpfeln greifen, um sie allein zu verspeisen, tun Sie ihnen den Gefallen, und lassen Sie sie alleine essen. Nicht jedes Kind muss eben eine Breiphase durchmachen.

Babys erste Rezepte –
von Brei bis Grüner Smoothie

Die nachfolgenden Rezepte sind in der Regel
für Babys ab dem 6. Monat (»Erster Brei«)
bzw. ab dem 7. Lebensmonat geeignet.

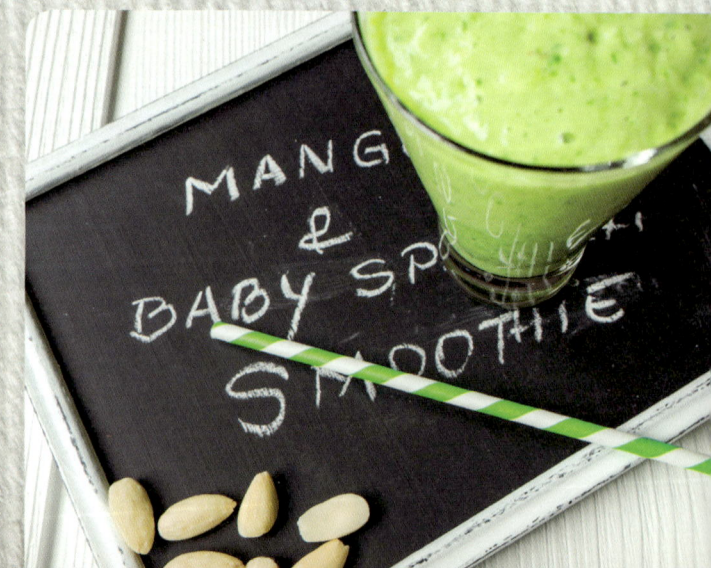

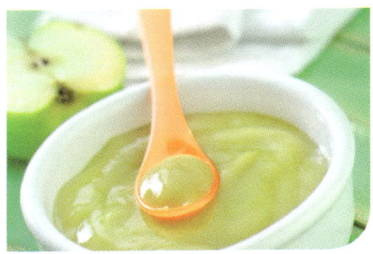

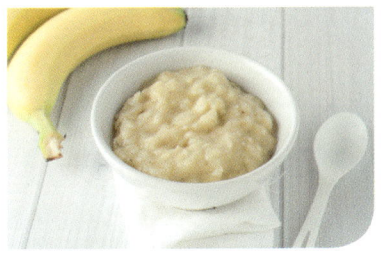

Erster Brei

1/2 Stück Obst (wahlweise Apfel, Birne, Banane oder Avocado oder 1 kleines Stück reife Papaya)

Das Obst mit der Gabel zerdrücken oder mit einem Stabmixer pürieren.
Die Früchte sollten nicht zu kalt sein und dürfen gern auf 38 °C angewärmt werden. Bitte beachten Sie, das Obst nicht über 42 °C zu erhitzen – denn ab dieser Temperatur beginnt der Zerfall der Nährstoffe.

Mandel-Bananen-Brei

1 EL Mandeln (über Nacht eingeweicht) / 1 Banane /
1 Msp. Vanille / 50 ml warmes Wasser (unter 42 °C)

Die Zutaten im Blender oder mit dem Pürierstab pürieren.

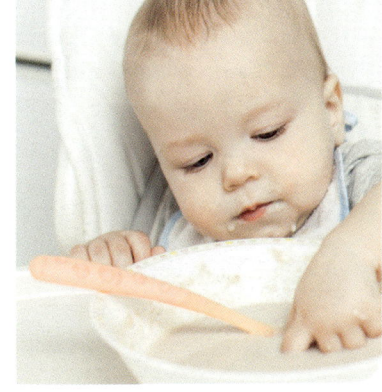

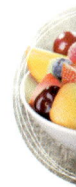

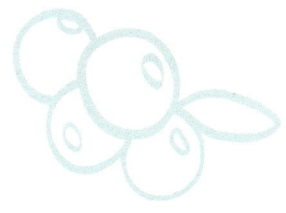

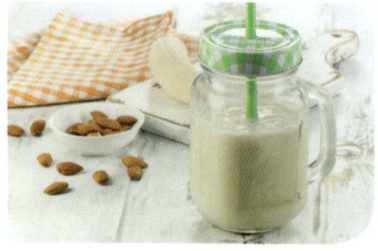

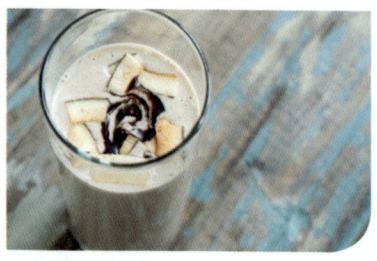

Mandelmilch

2 EL Mandeln (über Nacht eingeweicht) / 1 Dattel / 1 Msp.
Vanille / 200 ml warmes Wasser
(höchstens 42 °C warm)

Die Zutaten im Mixer pürieren.

*Wenn die Milch im Fläschchen
gegeben werden soll, muss man
entweder die Mischung nach
dem Mixen durch ein Tuch pas-
sieren oder statt Mandeln rohes
Mandelmus verwenden – das gilt
für jede Nussmilch.*

Mandel-Carob-Milch

2 EL Mandeln (über Nacht eingeweicht) / 1 Dattel / 1 Msp.
Vanille / 1 TL Carobpulver /
200 ml warmes Wasser
(höchstens 42 °C warm)

Die Zutaten im Mixer pürieren.

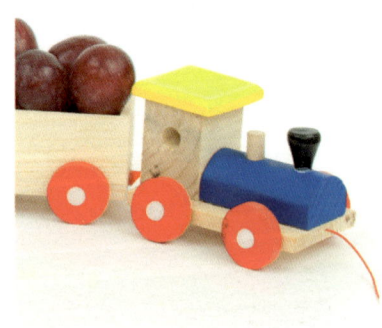

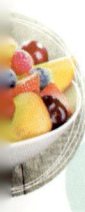

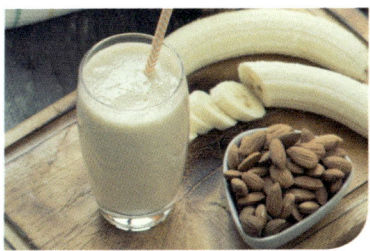

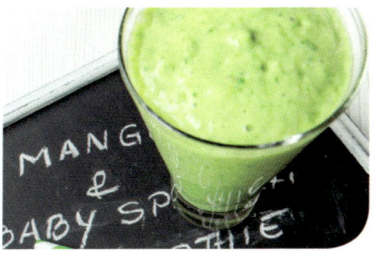

Mandel-Bananen-Milch

2 EL Mandeln (über Nacht eingeweicht) / 1/2 Banane / 1 Msp. Vanille / 200 ml warmes Wasser (unter 42 °C)

Die Zutaten im Mixer pürieren.

Erster Grüner Smoothie

1 Apfel / 1 Banane / 2 Handvoll Brennnesseln, Grünkohl oder Feldsalat / etwas Zitronensaft / 300 ml Wasser / bei Bedarf 1 TL Chiasaat zum Andicken

Die Zutaten im Mixer pürieren.

Genießen Sie den Smoothie zusammen mit Ihrem Baby. Gerade Grüngetränke sind für Kinder, wenn sie nicht von Beginn an damit in Berührung gekommen sind, aufgrund ihrer Farbe ungewohnt. In diesen Fällen ist es wichtig, dass Sie als Vorbild dienen und den Smoothie auch selbst genießen. Für ältere Kinder machen Sie den Smoothie anfangs am besten süßer, indem Sie mehr Äpfel, Banane oder 2 Datteln verwenden.

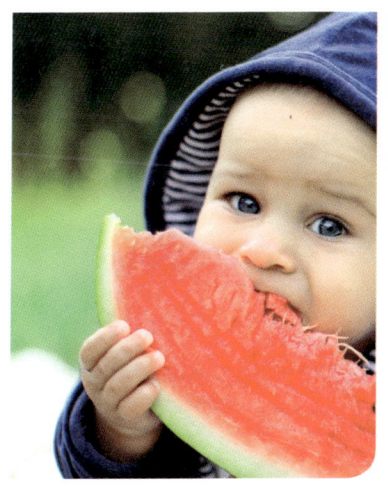

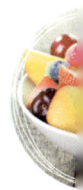

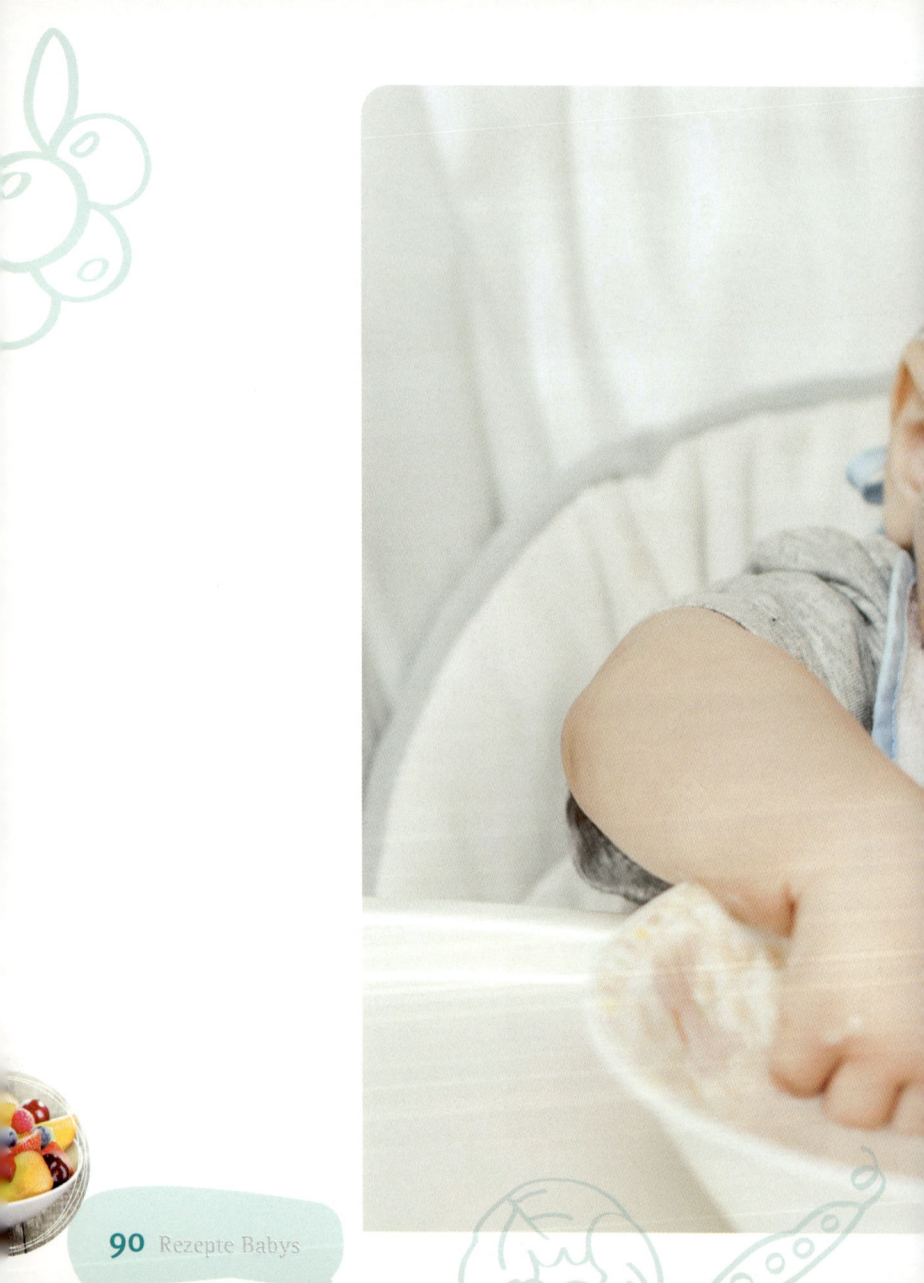

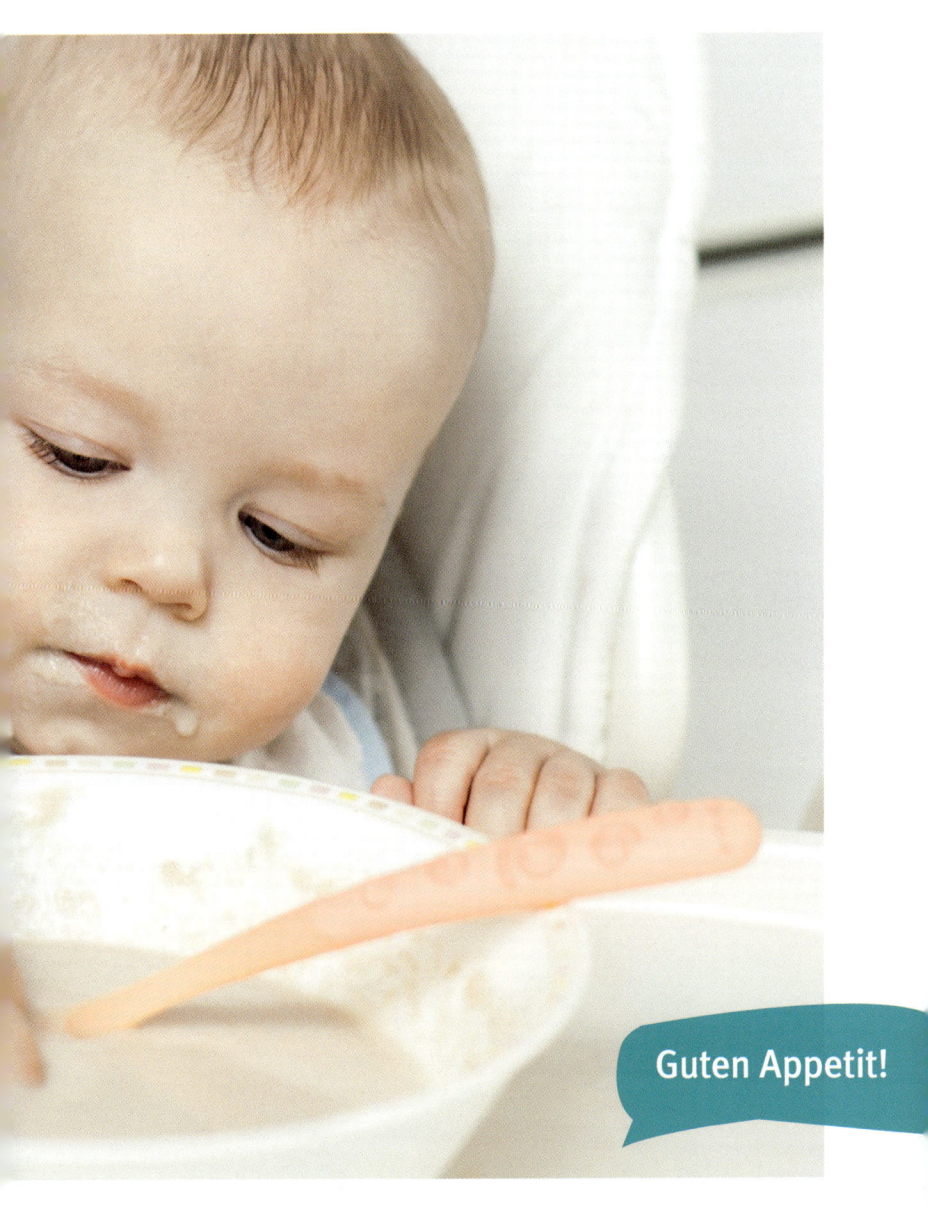

Guten Appetit!

Leckeres für Kinder –
Suppen, Aufstriche & Co.

Die nachfolgenden Rezepte sind
in der Regel für Kinder ab dem
10. Lebensmonat geeignet.

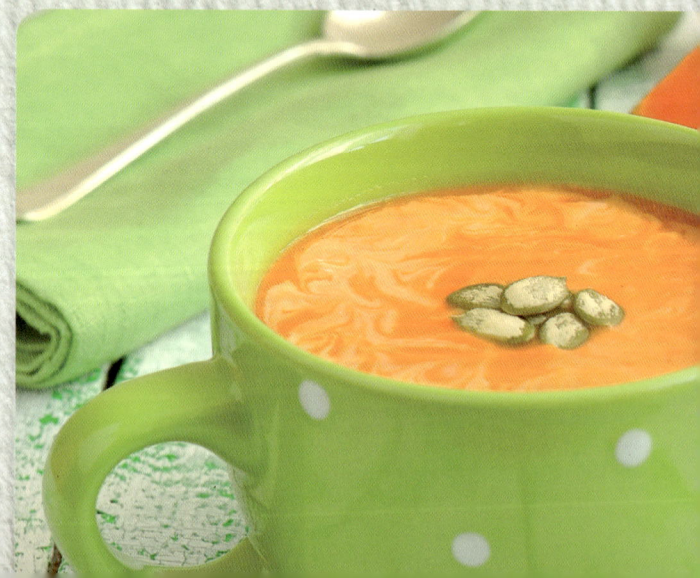

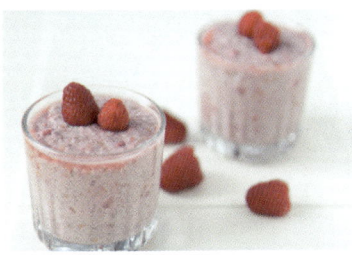

Beerenspeise

frische oder aufgetaute gemischte Beeren / 1 TL Mandelmus / 1 Banane

Die Zutaten gut im Mixer oder mit dem Pürierstab pürieren und mit ganzen Beeren verzieren.

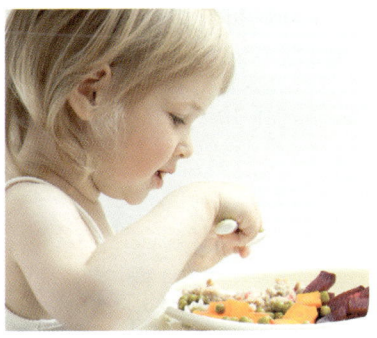

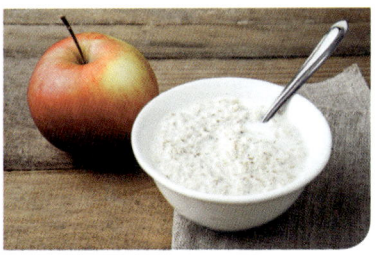

Kokos-Grießbrei

Fruchtfleisch einer Kokosnuss / Wasser nach Bedarf / 1 Msp. Zimt / 1 Msp. Sternanis / evtl. etwas Banane und/oder ein Süßungsmittel der Wahl

Alle Zutaten vermixen, bis sie cremig sind. Dann Wasser hinzufügen, bis in der Mitte ein fingerdickes Loch zu sehen ist und nochmals mixen. Für warmen Brei etwas länger mixen.

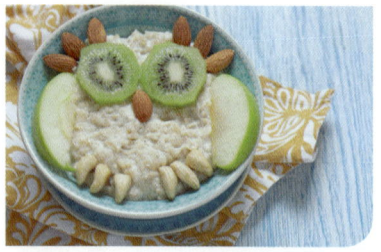

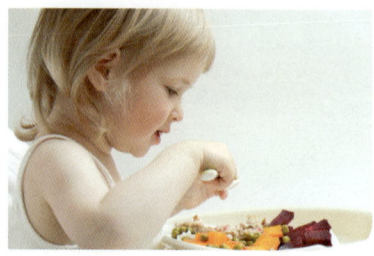

Hanf-Früchte-Frühstück

gemischte oder einzelne Früchte
der Saison / 1 1/2 EL geschälter
Hanf / 1/2 Banane / 1 Msp. Vanille

Dreiviertel der Früchte mit
allen weiteren Zutaten vermixen, den Rest der Früchte
würfeln und auf der Hanf-
Früchte-Mischung verteilen.

Mozzarella

1 1/2 EL geschälte Hanfsamen /
2 EL Flohsamenschalen /
60 ml Wasser / Basilikum / nach
Belieben Salz und Hefeflocken

Hanfsamen, Flohsamenschalen,
Wasser und nach Belieben Salz
und Hefeflocken gut verrühren
und die Mischung 1 – 2 Stunden
stehenlassen. Danach Basilikum dazugeben. Für einen roten
Mozzarella zusätzlich etwas
Rote-Bete-Pulver hinzufügen.
Alles im Blender mixen.
Im Anschluss Kugeln formen
und in Scheiben schneiden.

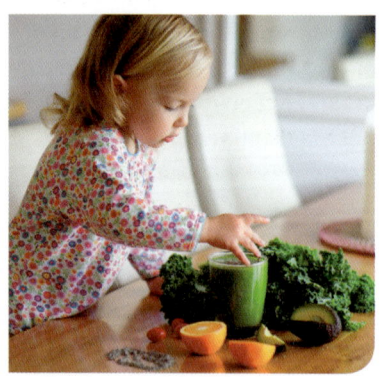

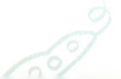

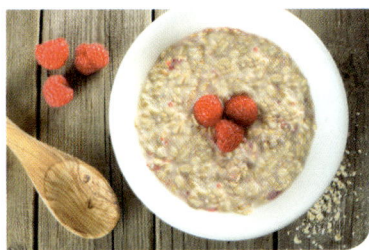

Flocken-Müsli

1 EL Kastanienflocken /
1 EL Erdmandelflocken /
1 EL rohe Haferflocken /
bei Bedarf geschälte Hanfsamen / 1 Tasse gesüßte
Mandelmilch /
Früchte nach Wahl

Alle Zutaten nach Belieben
vermengen.

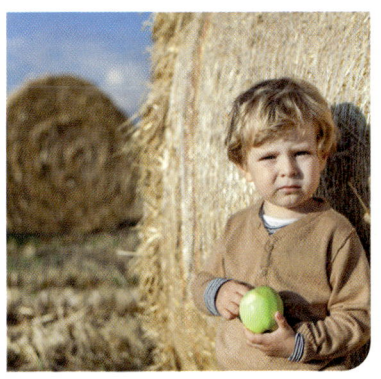

Amarant-Riegel

400 – 500 g Kakaobutter /
240 g gepoppten Amarant /
2 EL Vanillepulver /
200 g gehackte Mandeln /
160 g Trockenfrüchte,
zerkleinert / 100 g Agaven-
nektar / 200 g Mandelmus /
60 g Rohkakao / 2 TL Zimt /
1 Prise Salz

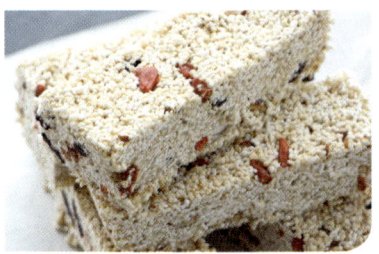

Die Kakaobutter im Wasserbad
schmelzen. In der Zwischenzeit
alle anderen Zutaten in einer
großen Schüssel vermengen.
Als Letztes die geschmolzene
Kakaobutter dazugeben und mit
den Händen zügig verkneten, da
die Masse sonst beginnt, wieder
fest zu werden.
Nun alles auf zwei Bleche oder
einfache Tabletts verteilen und

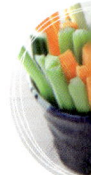

5 – 8 mm dick ausstreichen.
Wenn alles fest geworden ist,
Stücke herausbrechen.

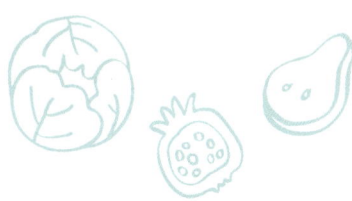

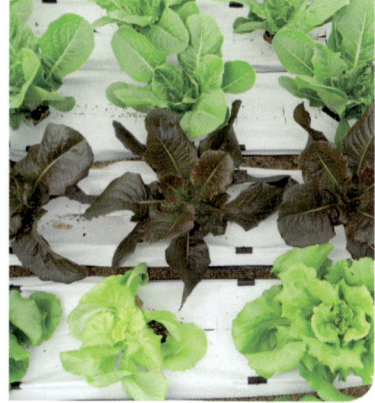

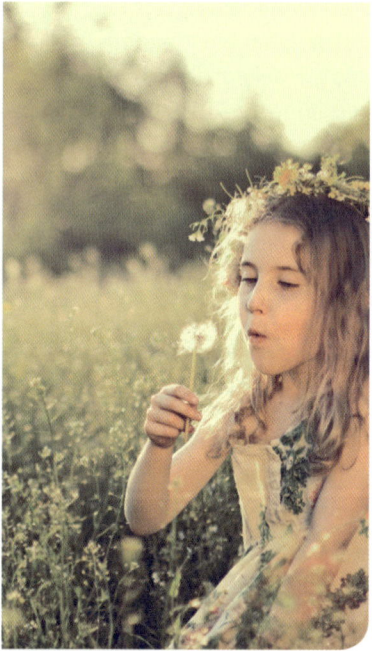

Salate

Es gibt ein paar einfache Salate, die Kindern meistens gut
schmecken. Kindern gefällt es
häufig besser, wenn sie die
einzelnen Zutaten ihres Essens
identifizieren können und die
Möglichkeit haben, eventuell das
auszusortieren, was ihnen nicht
schmeckt. Die Vorlieben sind
hier sehr unterschiedlich – viele
Kinder mögen zum Beispiel keine
Zwiebeln, andere lieben sie.

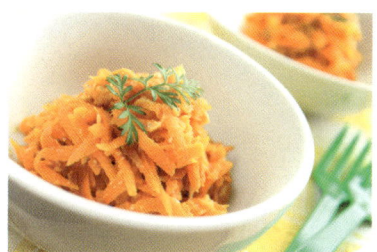

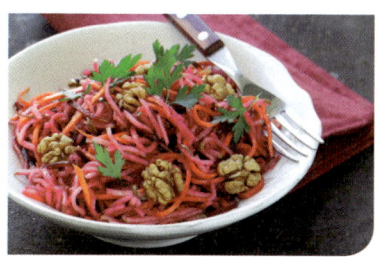

Einfacher Karottensalat

5 Karotten, fein gerieben /
etwas Zitronensaft, Honig und
Sesamöl

Die Karotten mit den restlichen
Zutaten vermengen und alles
10 Minuten durchziehen lassen.

*Nach Belieben können diesem
Salat angekeimte Sonnenblumenkerne, geröstete Sesamkerne
oder Rosinen untergemischt
werden. Fragen Sie vorher am
besten Ihr Kind, was es sich
wünscht!*

Bunter Salat

1 Rote Bete, grob gerieben /
1 Karotte, grob gerieben /
1/2 kleine Zwiebel, in halben
Ringen / 1 Apfel, geachtelt und
in Scheibchen geschnitten /
5 Walnüsse, geschält und etwas
klein gehackt / 100 g Feldsalat /
Leinöl, Hanföl und Sesamöl /
etwas Kokosblütenvinaigrette /
1 Prise Salz und Pfeffer

Alle Zutaten in einer Schüssel
gut durchmischen und sofort
servieren.

*Wenn keine Kokosblütenvinai-
grette zur Hand ist, kann man
ein Dressing machen, indem
man die Öle, Salz und Pfeffer
und 2 EL Apfelessig mit 1 TL
Feigensenf, Himbeergelee oder
etwas ähnlich Süßem mischt.*

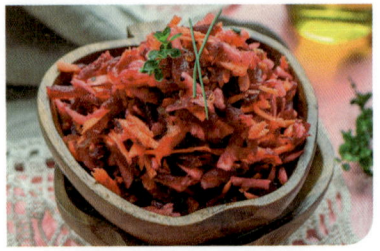

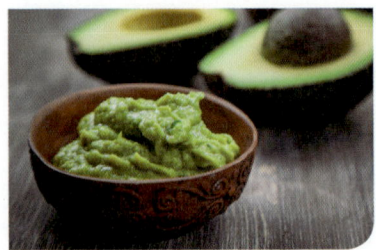

Apfel-Rote-Bete-Salat

1 Rote Bete, grob gerieben /
1 Apfel, geachtelt und in
Scheibchen geschnitten /
nach Belieben angekeimte
Sonnenblumenkerne / Hanföl
oder Sesamöl / etwas Kokosblütenvinaigrette oder
1 EL Apfelessig mit 1 TL Himbeergelee verrührt

Alle Zutaten in einer Schüssel
gut durchmischen und sofort
servieren.

Rohkostplatte
mit zwei verschiedenen Dips

Für die Rohkost:

2 Karotten / 1 Salatgurke /
3 Selleriestangen / 1 Kohlrabi /
1 Zucchini / 1 kleiner Brokkoli /

Das Gemüse in Sticks schneiden,
den Brokkoli in Röschen brechen.

Dip 1:

rohvegane
Mandelmayonnaise

nach Urs Hochstrasser

2 Esslöffel Mandelpüree /
200 ml Wasser / Saft von je
1/2 Zitrone und Orange /
50 ml Aprikosenkernöl,
Mandelöl oder Erdnussöl
(wenn die Mayonnaise am sel-
ben Tag aufgegessen wird, kann

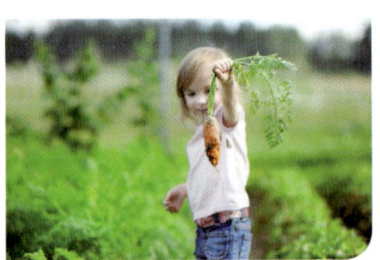

man auch Olivenöl oder Distelöl nehmen, mit den anderen Ölen ist sie haltbarer)
Muskat / Salz / evtl. Hefeflocken

Zitrone und Orange auspressen (wenn die Saftausbeute sehr gering ist, jeweils eine ganze Frucht verwenden), in den Mixer geben und das Mandelpüree hinzufügen. Alles ½ Minute lang mixen, dann bei laufendem Mixer Öl und Wasser langsam hinzufügen. Je mehr Wasser, desto weicher wird die Sauce, je mehr Öl, desto fester wird sie. Zum Schluss die Gewürze hineingeben.

Dieses Grundrezept kann variiert werden, indem man andere Gewürze hinzugibt, wie Kurkuma, was neben seinen wertvollen Inhaltsstoffen für eine leuchtend gelbe Farbe sorgt. Kurkuma, süßes Paprikapulver, Curry und Datteln oder Ahornsirup ergeben eine leckere Currysoße und Knoblauch einen eher deftigen Geschmack.

Dip 2:

Guacamole

1 reife, weiche Avocado / Saft 1/2 Zitrone / Pfeffer und Salz nach Bedarf
optional Zwiebel und Knoblauch

Die Zutaten vermischen und mit einer Gabel zerdrücken. Sie können die Zutaten auch im Blender pürieren, dann wird die Masse cremiger.

Zwiebel oder Knoblauch zu verarbeiten, kann das Salz gut ersetzen. Kinder mögen die Guacamole auch ganz ohne Pfeffer und Salz.

Die Rohkoststicks auf einer großen Platte schön anrichten, evtl. mit essbaren Blüten (wie Kapuzinerkresse, Gänseblümchen oder Löwenzahn) oder Kräutern dekorieren. Die Dips in zwei Schalen dazu servieren.

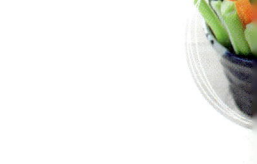

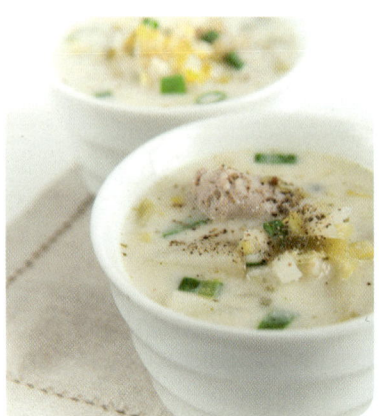

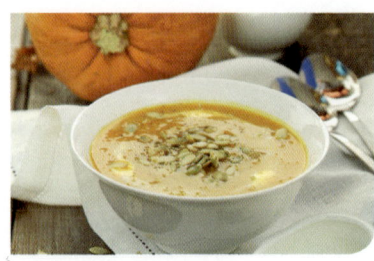

Rohe Kürbissuppe

1/2 kleiner Hokkaido-Kürbis /
1 Karotte / 1 Tomate /
3 EL rohes Mandelmus /
1 Dattel / 1 Prise Salz / 1 Prise
Muskat / Wasser nach Belieben

Den Kürbis und die Karotte in
kleine Stücke schneiden, mit den
restlichen Zutaten mischen und
alles im Mixer für ca. 1 Minute pürieren. Mit Kräutern der
Saison bestreuen und direkt
servieren.

Tipp:
Wenn die Suppe warm sein soll,
nimmt man 40 °C warmes
Wasser zum Mixen.

 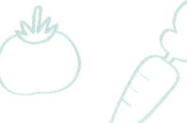

Suppen

Die meisten Kinder sind keine
besonderen Suppenliebhaber.
Sie wollen gern identifizieren
können, was sie essen, was bei
in der Regel zerkochten Suppen
nicht so gut gelingt. Hier sind ein
paar einfache Rezepte aufgeführt – für den Fall, dass Sie doch
einmal flugs etwas Nahrhaftes
zaubern wollen.

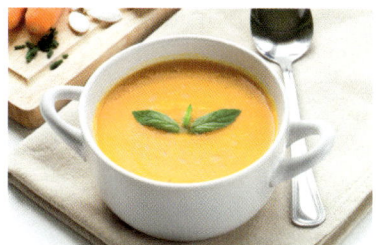

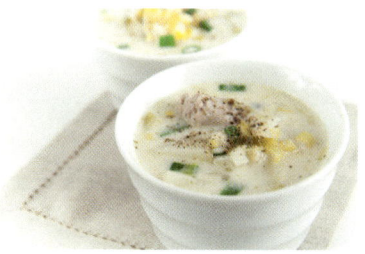

Kürbis-Kokos-Suppe

1 kleiner Hokkaido-Kürbis /
1 Karotte / Kokosfleisch von einer
Trink-Kokosnuss (alternativ: eine
kleine Dose Kokosmilch)/
1 Prise Salz / 1 Prise Muskat /
Wasser nach Belieben

Den Kürbis und die Karotte
klein schneiden und anschließend im Wasser kochen, bis sie
weich sind. Dann die restlichen
Zutaten dazugeben und mit
dem Pürierstab oder im Mixer
pürieren.

Sejals Kartoffel-Lauch-Suppe

1 kg geschälte Kartoffeln,
gewürfelt / 2 Stangen Lauch,
in Scheiben geschnitten /
1 Birne, klein geschnitten /
1 Tasse Sojadrink / je 1 Prise
Salz / Pfeffer / Muskat
optional: Walnüsse

Die Kartoffeln in der Sojamilch
für ca. 10 Minuten kochen, dann
Lauch und Birne (sowie Walnüsse) dazugeben, alles für weitere
10 Minuten kochen, anschließend pürieren und mit Gewür-
zen verfeinern.

*Diese Suppe kann selbstver-
ständlich auch mit einer selbst
gemachten Nussmilch angerich-
tet werden, dieses hier ist die
schnelle Variante.*

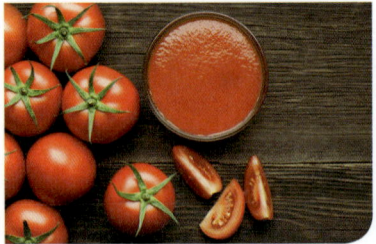

Tomatensoße

4 sonnengereifte Tomaten (geviertelt) / 2 – 3 Datteln / optional 1/2 Zwiebel / 1/2 Zehe Knoblauch / 1 Prise Salz / frisches Basilikum und 1 getrocknete Tomate (eingeweicht)

Alle Zutaten mit einem Stabmixer, im Blender oder im Mixer pürieren.

Kinder lieben diese Tomatensoße! Sie kann auch als Suppe oder Brei serviert werden, dann einfach etwas weniger Datteln verwenden und stattdessen eine kleine Zucchini mit pürieren. Als Tomatensoße schmeckt sie besonders gut als Rohkostgericht mit Zucchinispaghetti oder auf glutenfreien Nudeln und macht den meisten Kindern so besonders viel Freude.

Brote & Cracker

Da das Brot aus unserer Kultur nicht wegzudenken und glutenfreies Brot eine wunderbare Alternative ist, diese Gelüste auf gesunde Weise zu stillen, stelle ich Ihnen hier einige Rezepte vor. Bezüglich der Zutaten können Sie gerne variieren – wer gerne Kürbiskerne mag, tauscht zum Beispiel den kompletten Anteil an Körnern durch Kürbiskerne aus. Auch geriebene oder gewürfelte Kartoffeln schmecken gut. Ich hoffe, dass schmackhafte glutenfreie Brote auch bald zumindest beim Biobäcker zu haben sind – denn bisher schmecken die meisten leider sehr langweilig und sind auch vom Nährwert nicht mit diesen selbst gebackenen zu vergleichen.

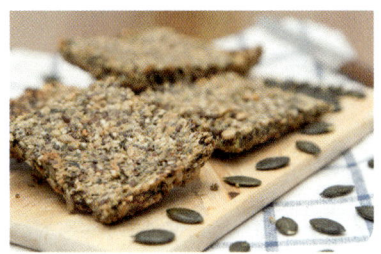

Rohkostcracker mit Buchweizen

Das Brot der Essener, einer spirituellen Glaubensgemeinschaft zur Zeit Christi, wurde auf diese Weise zubereitet. Alle Saaten wurden angekeimt und die zubereiteten Fladen in der Sonne getrocknet. Die hier vorgestellte Variante enthält kein Getreide, man könnte aber auch Getreide ankeimen, weil dabei das Gluten abgebaut wird. Wenn Ihr Kind nicht unter Zöliakie leidet, können Sie auch im Internet nach einem Rezept für rohes Essener Brot suchen. Das Getreide anzukeimen ist etwas aufwendiger, als Saaten einzuweichen.

300 g Leinsamen / 50 g Sonnenblumenkerne / 100 g Buchweizen / 50 g Kürbiskerne / verschiedene Gewürze (Ideen finden Sie direkt im Rezept) / zusätzlich oder ersatzweise Chiasaat, Hanfnüsse.

Wichtig:
Eine bestimmte Leinsamenmenge ist von großem Vorteil, da sie eine Klebefunktion erfüllt, Cracker brechen sonst leichter. Die einfachsten, schnellsten – auch schnell trocknenden – Cracker lassen sich aus purem Leinsamen herstellen, den man dementsprechend variantenreich würzt.

Alle Zutaten über Nacht in getrennten Gefäßen einweichen lassen (mindestens aber 4 Stunden). Kürbis- und Sonnenblumenkerne sollten dabei in ausreichender Wassermenge liegen, damit diese sich ganz vollsaugen können. Bei Buchweizen wie Leinsamen verwenden Sie am besten nur so viel Flüssigkeit, dass das Wasser einen Finger

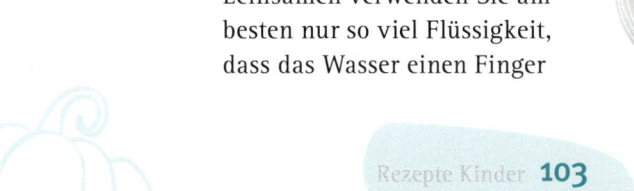

breit über der Saat steht, d.h. 1,5 – 2 cm. Diese Saaten nehmen das Wasser komplett auf und haben mit ihren Schleimstoffen eine bindende Funktion.

Am nächsten Morgen die Sonnenblumen- und Kürbiskerne im Haarsieb gut durchspülen und abtropfen lassen. Dann alle Zutaten vermengen, es sollte eine klebrige Masse entstehen. Die Masse nach Belieben mit z.B. Kräutersalz, Chili, Kumin, getrockneten Tomaten (sehr fein geschnitten), Curry oder Pesto würzen. Der Fantasie sind hier keine Grenzen gesetzt! Dann ein Stück Backpapier auf die Arbeitsfläche legen und die Masse mit einem breiten Silikon-Teigschaber 3 – 5 mm dünn ausstreichen. Sie können entweder einzelne kleine Fladen ausstreichen oder das gesamte Backpapier, und dann mit dem Schaber Linien als Sollbruchstellen hineinziehen.

Wer mag, kann die Masse dann mit Kräutern, Blüten oder Hanf-nüssen belegen bzw. bestreuen und diese leicht andrücken. Die bestrichenen Backpapiere können Sie nun entweder in die Sonne legen oder auf Brettern auf der Heizung oder rund um den Ofen platzieren (wenn Sie kein Dörrgerät besitzen) – 42 °C sollten wegen der Zerstörung der Vitalstoffe nicht überschritten werden, also Vorsicht bei zu heißer Heizung.

Das Trocknen dauert bei dieser niedrigen Temperatur mit 12 – 18 Stunden relativ lange. Wenden Sie die Cracker nach der Hälfte der Zeit, um die Trockenzeit zu verkürzen. Lösen Sie die Cracker dazu erst vorsichtig an, sonst brechen sie schnell. Wenn alles gut getrocknet ist, lassen sich die Rohkostcracker einige Wochen gut lagern.

Guten Appetit!

Ich empfehle ein Dörrgerät, wenn Sie regelmäßig Rohkostcracker herstellen oder selber Obst oder Tomaten dörren möchten.

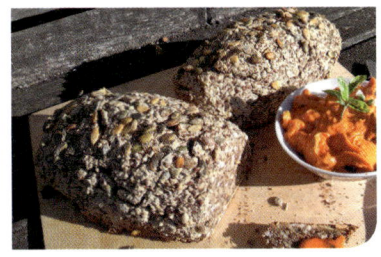

Buchweizen-Kastanienbrot

220 g Buchweizenmehl /
130 g Kastanienmehl / 50 g Kürbiskerne / 40 g Sonnenblumenkerne / 50 g Buchweizen, ganz /
80 g Leinsamen / 50 g ungeschälte Hanfsamen / 3 EL Chiasaat /
5 EL Flohsamenschalen /
1 EL Salz / 1 geh. EL Brotgewürz /
1 Pck. Backpulver / 3 EL Kokosöl / 400 ml Sprudelwasser /
2 mittelgroße Kartoffeln

Alle Zutaten (in trockenem Zustand) – bis auf das Kokosöl, das
Sprudelwasser und die Kartoffeln – gut vermengen. Anschließend das flüssige Kokosöl, das
Sprudelwasser und roh geriebene
Kartoffeln dazugeben und die
Masse mit den Händen oder in
der Küchenmaschine gut durchkneten. Den Teig zu zwei Broten
formen und diese mindestens
eine, besser mehrere Stunde
(oder z. B. über Nacht) ruhen
lassen. Den Backofen auf 175 °C
vorheizen und die Brote 50 Minuten bis 1 Stunde backen (Die
Backzeit kann sich je nach Ofen
etwas unterscheiden).

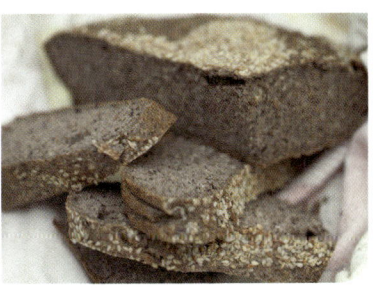

Buchweizenbrot
mit Erdmandelmehl

200 g Buchweizenmehl /
70 g Kastanienmehl / 30 g Erdmandelmehl / 50 g Buchweizen,
ganz / 100 g Leinsamen /
50 g ungeschälte Hanfsamen /
60 g Sonnenblumenkerne /
3 EL Chiasaat / 6 EL Flohsamenschalen / 2 TL Salz / 2 TL Brotgewürz / 1 Pck. Backpulver /

2 EL Kokosöl / 400 ml warmes Wasser

Alle Zutaten (in trockenem Zustand) – bis auf das Kokosöl und das Wasser – gut vermengen, dann das flüssige Kokosöl und das Wasser dazugeben und die Masse mit den Händen oder in der Küchenmaschine gut durchkneten. Zwei Brote formen und die Teige mindestens eine, besser mehrere Stunde (oder z. B. über Nacht) ruhen lassen.

Den Backofen auf 175 °C vorheizen und die Brote 50 Minuten bis 1 Stunde backen (Die Backzeit kann sich je nach Ofen etwas unterscheiden).

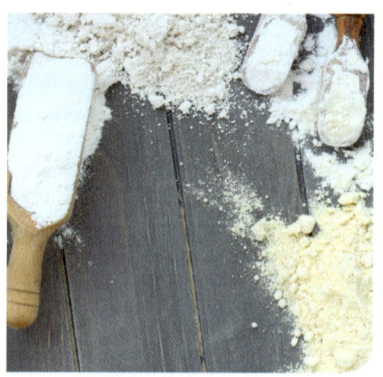

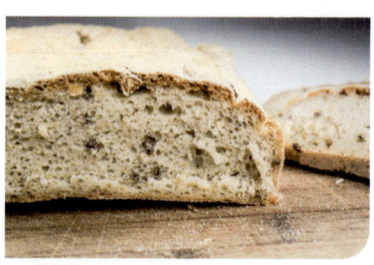

Süßlupinenbrot

100 g Buchweizenmehl / 150 g Süßlupinenmehl / 60 g Buchweizen, ganz / 110 g Leinsamen / 80 g Kürbiskerne / 50 g Sonnenblumenkerne / 50 g ungeschälte Hanf-samen / 3 EL Chiasaat / 5 EL Flohsamenschalen / 2 TL Salz / 2 TL Brotgewürz / 1 TL Natron / 2 EL Apfelessig / 2 EL Kokosöl / 2 – 3 mittelgroße Kartoffeln / 400 ml warmes Wasser

Alle Zutaten (in trockenem Zustand) – bis auf das Kokosöl, das Wasser und die Kartoffeln – gut vermengen, dann das flüssige Kokosöl, roh geriebene Kartoffeln und das Wasser dazugeben und die Masse mit den Händen oder in der Küchenmaschine gut durchkneten. Zwei Brote formen und die Teige mindestens eine, besser mehrere Stunde (oder z.B. über Nacht) ruhen lassen. Den Backofen auf 175 °C vorheizen und die Brote 50 Minuten bis 1 Stunde backen (Die Backzeit kann sich je nach Ofen etwas unterscheiden).

Alle Zutaten (in trockenem Zustand) – bis auf das Kokosöl, das Wasser und die Karotten – gut vermengen, dann 3 EL flüssiges Kokosöl, 3 fein geriebene Karotten und 300 ml warmes Wasser dazugeben und die Masse mit den Händen oder in der Küchenmaschine gut durchkneten. Zwei Brote formen und die Teige mindestens eine, besser mehrere Stunde (oder z.B. über Nacht) ruhen lassen. Den Backofen auf 175 °C vorheizen und die Brote 50 Minuten bis 1 Stunde backen (Die Backzeit kann sich je nach Ofen etwas unterscheiden).

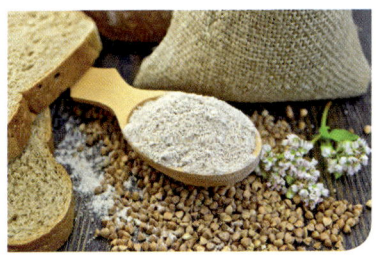

Amarantbrot

275 g Amarantmehl / 70 g Erdmandelmehl / 50 g Buchweizen, ganz / 100 g Leinsamen / 100 g Sonnenblumenkerne / 3 EL Chiasaat / 5 EL Flohsamenschalen / 2 TL Salz / 1 Pck. Backpulver / 3 EL flüssiges Kokosöl 3 fein geriebene Karotten / 300 ml warmes Wasser

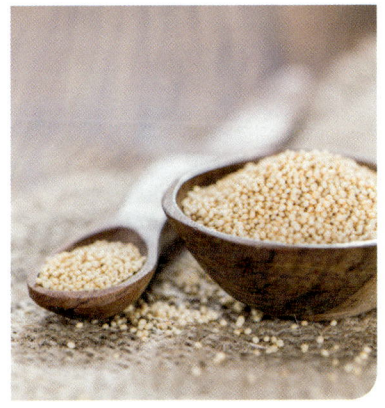

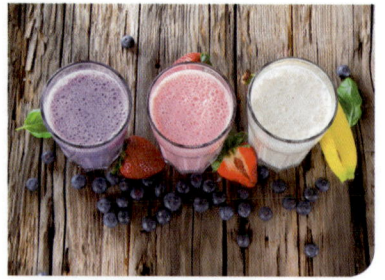

Shakes

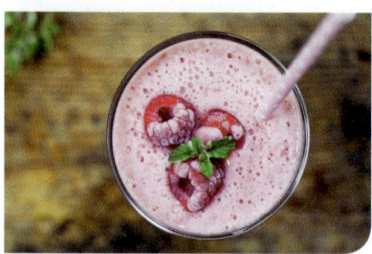

Himmlischer Himbeershake

10–20 frische oder tiefgekühlte Himbeeren oder 1–2 EL Himbeerpulver, z. B. von LebePur / 2–3 EL rohes Mandelmus (alternativ über Nacht eingeweichte Mandeln) / 1–2 Datteln, entkernt / 2 reife Bananen / 1 Msp. Vanillepulver /

400 ml Quellwasser (oder mehr, dann wird der Shake flüssiger) / Minze, Basilikum oder Melisse zum Dekorieren

Alle Zutaten in einem Hochleistungsmixer für ca. 1 Minute mixen. Den Shake in Gläser füllen und mit Minze, Basilikum oder Melisseblättern dekorieren.

Guten Appetit!

Tipp:
Dieser Shake kann auch mit gemischten Waldbeeren, Erdbeeren oder Blaubeeren zubereitet werden und schmeckt wie Trinkjoghurt. Sehr erfrischend im Sommer!

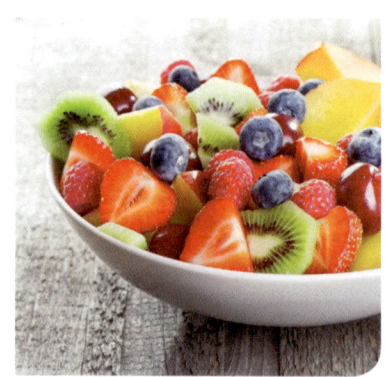

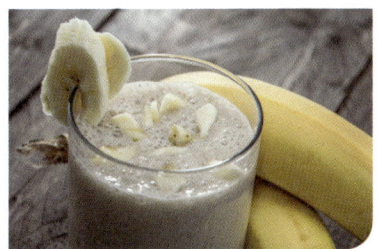

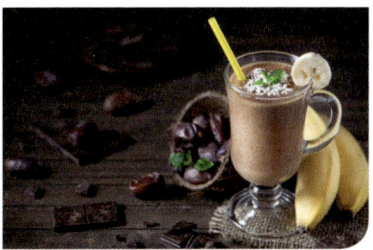

Bananen-Powershake

2 – 3 EL rohes Mandelmus
(alternativ über Nacht eingeweichte Mandeln) / 2 Bananen /
1 Msp. Vanillepulver / 2 TL Chiasaat / 500 ml Quellwasser / Zimt
nach Geschmack

Alle Zutaten in einem Hochleistungsmixer für ca. 1 Minute mixen. Den Shake in Gläser füllen.
Bei Bedarf das Ganze mit etwas
Zimt bestäuben.

Guten Appetit!

Rohkakao-Zaubertrank

10 – 15 rohe Kakaobohnen /
2 – 3 EL rohes Mandelmus
(alternativ über Nacht eingeweichte Mandeln) /
2 – 3 Medjool-Datteln, entsteint
(oder 2 kleine, sehr reife
Bananen) / 1 Msp. Vanillepulver /
300 ml Quellwasser / Zimt
nach Geschmack

Die Zutaten in einem Hochleistungsmixer ca. 1 Minute lang
mixen. Bei Bedarf das Ganze mit
etwas Zimt bestäuben.

Guten Appetit!

*Die positive Wirkung des Ka-
kaos wird noch verstärkt, wenn
man ihn mit anderen Superfoods
wie Gojibeeren oder Spirulina
kombiniert – sie verstärken sich*

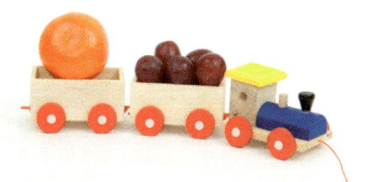

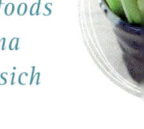

gegenseitig in ihrer Wirkung. Außerdem verwendet werden können z. B. Bienenpollen, Carob, Cashew, Chili, Zimt, Kokos, Maca, Hanfsamen oder Papaya.

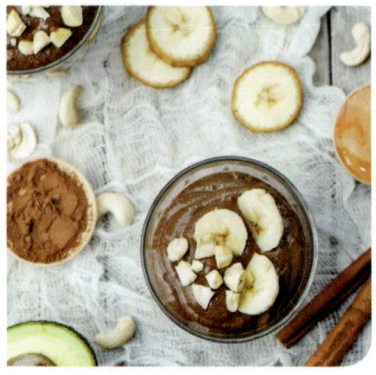

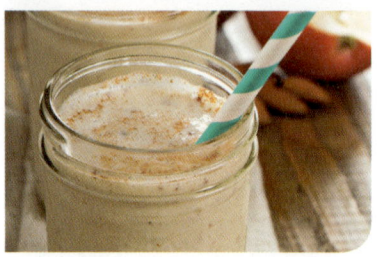

Erdnussmus-Schlemmer-Shake

2 reife Bananen, in Stücken
2 EL Erdnussmus
2 EL eingeweichte Mandeln
1 EL Honig
1 Msp. Vanille
400 ml Wasser

Alle Zutaten im Hochleistungs-mixer 1 Minute mixen.

Pudding

Die meisten Kinder lieben Pudding. Seine lustige Konsistenz befriedigt den Spieltrieb, und farblich kann man hier auch für genügend Variationen sorgen. Pudding mit Chiasaat sieht lustig aus und ist zudem sehr gesund. Wenn Ihr Kind bereit ist, außer dem Pudding noch etwas Rohkost und grüne Blätter zu essen, ergibt das zusammen eine vollwertige Mahlzeit. Puddings mit Chiasaat, frischer Kokosnuss und Beeren oder Kakao enthalten eine große Menge an Vitalstoffen!

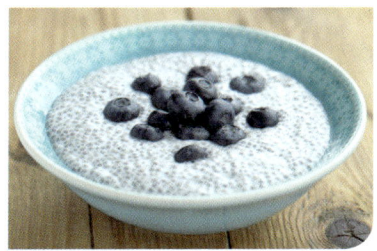
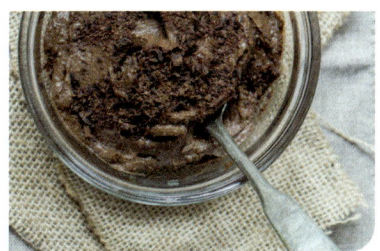

Mandel-Chia-Pudding mit Blaubeeren

3 EL Chiasaat / 300 ml Mandelmilch / 1 Msp. Vanillepulver / 100 g Blaubeeren

Die Chiasaat mit dem Vanillepulver in die Mandelmilch einrühren und das Ganze 10 Minuten ruhen lassen.
Dann nochmals durchrühren, alles in Dessertschälchen füllen und für 2 Stunden kalt stellen. Die Blaubeeren darauf verteilen, und genießen!

Varianten:
Sie können auch Kokos-Reis-Milch statt Mandelmilch verwenden und mit geraspelter Zartbitterschokolade oder Kastanienflocken verzieren.

Schokoladenpudding

Fruchtfleisch einer Kokosnuss Wasser nach Bedarf /
optional etwas Kokosblüten- oder Agavendicksaft /
2 TL Kakao (oder zur Hälfte Carob) / Vanille nach Belieben

Alle Zutaten – bis auf das Wasser – vermixen, bis sie cremig sind. Dann Wasser hinzufügen, bis in der Mitte ein fingerdickes Loch zu sehen ist und nochmals mixen. Für warmen Pudding etwas länger mixen.

Im Kühlschrank ist der Pudding ca. 3 Tage haltbar. Die Bezeichnung »Pudding« sollte nicht den Anschein erwecken, hier handele es sich um eine möglicherweise ungesunde Nachspeise. Kokos, Carob und

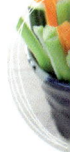

Kakao sind in ihrem unverarbeiteten Rohzustand urgesunde Grundzutaten, die immer eine hohe Nährstoffdichte mit sich bringen. Eine Portion Pudding ist viel gesünder und vitalstoffreicher als zum Beispiel das klassische Käsebrot.

Die Chiasaat, das Vanillepulver, das Süßmittel und das Kakaopulver in die Milch einrühren und alles für 10 Minuten ruhen lassen. Anschließend nochmals durchrühren, alles in Dessertschälchen füllen und den Pudding 5 Stunden kalt stellen. Mit den Kakao-Nibs dekorieren und genießen.

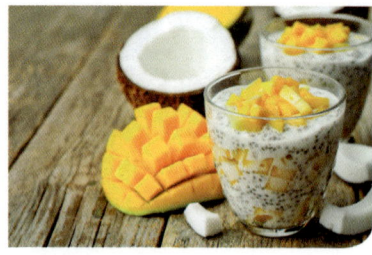

Schoko-Chia-Pudding

3 EL Chiasaat / 300 ml pflanzliche Milch – am leckersten mit selbst gemachter Mandelmilch – als Schnellvariante mit gekaufter Mandelmilch oder Kokos-Reismilch / 1 Msp. Vanillepulver / 1–2 TL rohes Kakaopulver / 1 TL Xylit oder Erifly zum Süßen / Kakao-Nibs nach Belieben zum Verzieren

Kokospudding

Fruchtfleisch von zwei und Wasser einer Trinkkokosnuss / 1 EL Chiasaat / Früchte und Minzblätter zum Verzieren

Das Kokosfleisch und -wasser in den Mixer geben und 2 Minuten mixen. Anschließend die Chiasaat einrühren, alles in flache Gläser füllen und das Ganze 5 Stunden kalt stellen.

Mit Früchten und Minze verzieren und servieren.

Dieser Pudding kommt ganz ohne Süßmittel aus, da das Kokoswasser erfrischend und trotzdem sehr süß schmeckt.

darine orangefarbenen, Ananas gelben, Blaubeere violetten und Kiwis grünen Pudding. Sie können auch einen Regenbogenwackelpudding herstellen, indem Sie abwechselnd schichten. Wenn der Pudding sehr flüssig, ist können als Trennschicht hierzu jeweils dünn gestreute Chiasaat oder Flohsamenschalen dienen.

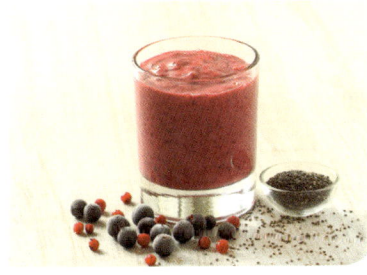

Wackelpudding

300 g Beeren / 2 – 3 Datteln / 2 EL Chiasaat

Die Beeren und Datteln pürieren und die Chiasaat einrühren. Anschließend die Masse in Gläser füllen und das Ganze 1 Stunde kalt stellen.

Farblich kann man hier gut für Variationen sorgen:
Himbeere und Johannisbeere ergeben roten, Orange und Man-

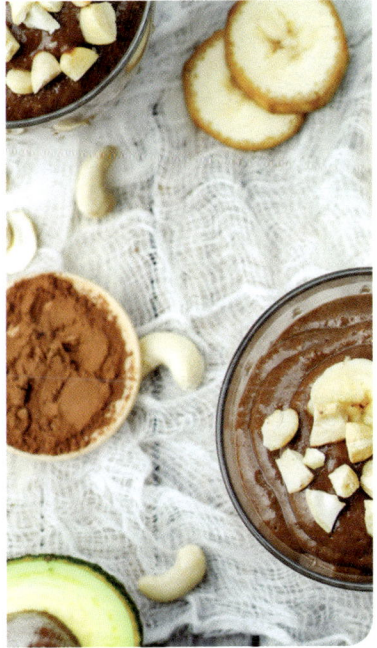

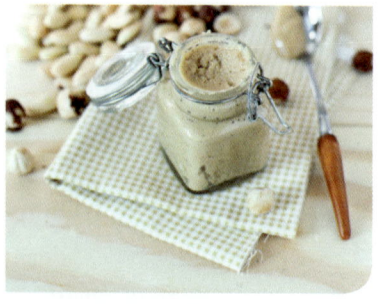

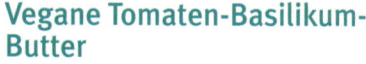

Aufstriche

Vegan schmeckt langweilig? Allein die Vielfalt der selbst zu zaubernden veganen Aufstriche beweist das Gegenteil! Hier sind nur einige aufgeführt, die, auf glutenfreiem Brot genossen, paradiesisch gut schmecken.

Vegane Tomaten-Basilikum-Butter

Besonders lecker sind die in diesem Buch aufgeführten Brote mit einer leckeren Tomaten-butter. Kinder lieben übrigens Stockbrot, das sie am Feuer selbst backen können – hierzu eigenen sich alle Brotteige außer dem Amarantbrot und dem Crackerteig. Das warme Brot schmeckt mit dieser Tomaten-Butter einfach köstlich!

1/2 Pck. vegane Margarine / 5 weiche, getrocknete Tomaten (alternativ Tomatenmark nach Belieben) / 1 Sträußchen Basilikum / Steinsalz (nur, wenn die Tomaten ungesalzen sind) / optional 1 Knoblauchzehe

Die Tomaten in Streifen schneiden, Basilikum hacken und zusammen mit allen anderen Zutaten mit dem Pürierstab oder im Blender pürieren. 2 Stunden kalt stellen.

Ich empfehle Ihnen, unbedingt Bio-Margarine zu verwenden, da sie frei von künstlich gehärteten Fetten ist.

ggf. mehr Datteln oder Süße hinzugeben. Wenn Sie keine Datteln verwenden, können Sie die Creme auch mit dem Pürierstab oder einer Gabel zubereiten. Im Kühlschrank ist die Creme gut 10 Tage lang haltbar.

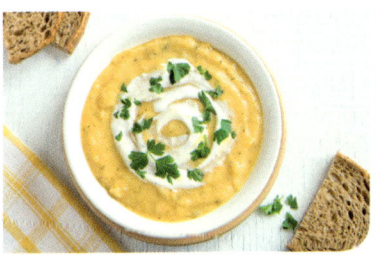

Gelber Linsenaufstrich

200 g rote oder gelbe Linsen / 200 ml Gemüsebrühe / 2 EL Kokosöl / 1 Zwiebel / 1 EL Petersilie, gehackt / 1/2 TL Kumin, gemahlen / 1 TL Kurkuma / Saft einer Zitrone / Salz, Pfeffer, Sojasauce nach Bedarf

Die Zwiebel würfeln und im Kokosfett anbraten, Kumin und Kurkuma hinzugeben, durchrühren, dann Linsen hinzuge-

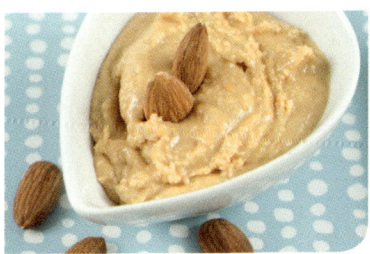

Nuss-Nougat-Aufstrich

1 Tasse Mandelmus / 1 EL Rohkakaopulver / 1 EL Carob / 3 – 5 Datteln, entkernt (alternativ: Xylit oder Erifly) / 1 TL Vanille / 1 Msp. Steinsalz

Alle Zutaten im Mixer zu einer homogenen Masse verarbeiten. Schmecken Sie ab, wie süß die Creme werden soll, indem Sie

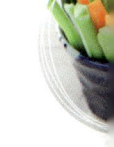

ben, kurz durchrühren und mit
der Brühe angießen. Kurz auf-
kochen und auf kleiner Flamme
weiter köcheln lassen, bis die
Linsen weich sind und alle Brühe aufgesogen haben.
Anschließend im Mixer oder mit
dem Pürierstab pürieren und
zum Schluss Zitronensaft und
Petersilie unterrühren.
Falls Ihrem Kind das Kumin
nicht schmeckt, können Sie dieses Gewürz auch weglassen.

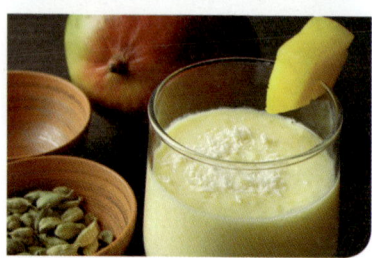

Süße Leckereien

Kokos-Mango-Creme

frisches Fruchtfleisch einer jungen Kokosnuss / 1 reife Mango,
gewürfelt

Die Zutaten ohne Wasser
vermixen. *Fertig!*

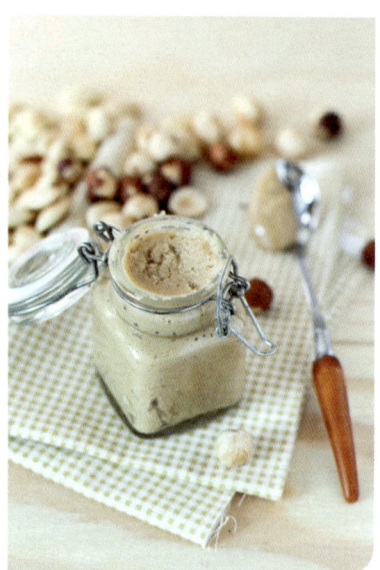

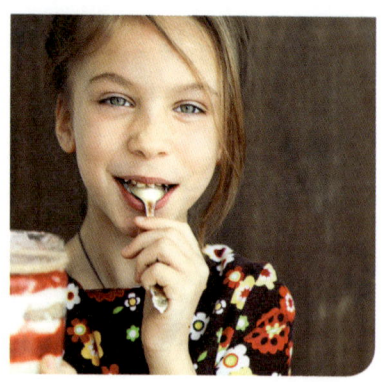

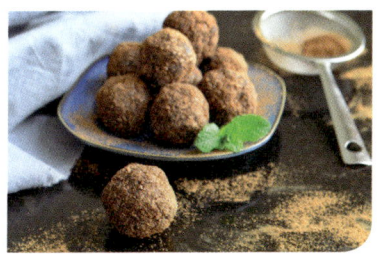

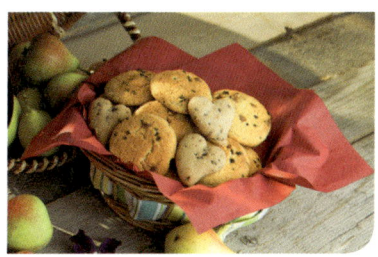

Kinder-Pralinen

5 geh. EL Kokosflocken / 2 geh. EL Carobpulver / 1 geh. Msp. Vanille / 5 weiche Datteln, entkernt

Kokosflocken mit Carobpulver, Vanille und zerkleinerten weichen Datteln vermengen, mit der Hand verkneten und zu Kügelchen formen.

Birnenplätzchen

2 große Tassen entkernte süße Birnenviertel / 1 große Tasse Paranüsse, gehackt / Kokosraspel und Gojibeeren zum Verzieren

Entkernte süße Birnenviertel mit der Schale zermixen. Klein gehackte Paranüsse in den Mixer geben, mit dem Löffel unterheben und nur ganz kurz anmixen. Danach kleine Häufchen auf Trockenfolie setzen und im Trockenofen bei 40 bis max. 42° C trocknen. Einige Stunden auf beiden Seiten gut durchtrocknen lassen. Alles mit Kokosraspeln und Gojibeeren verzieren.

Guten Appetit!

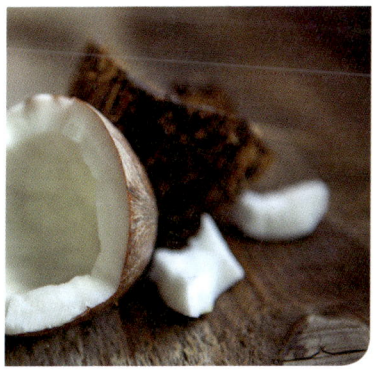

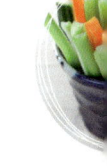

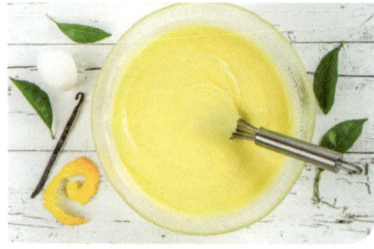

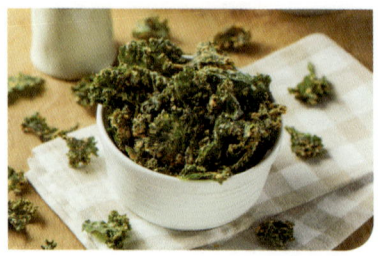

Gelbe süße Sahne

2 1/2 EL Mandelmus / Saft von
1/2 Orange / 2 EL Kokosöl /
einige eingeweichte Annanasstü-
cke ohne Saft / 1/2 Banane

Alle Zutaten vermixen – fertig!

*Die Sahne sollten Sie binnen
2 Stunden aufbrauchen oder
aber in kleinen Förmchen ein-
frieren, als Eis-Konfekt ist sie
ein Genuss.*

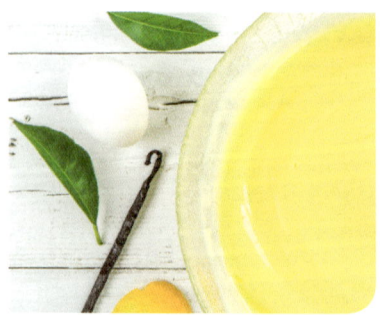

Grünkohlchips, pikant oder süß

erforderliche Geräte: Dörrgerät

ca. 10 Blätter Grünkohl (je nach
Größe mehr oder weniger) /
100 g Walnüsse (eingeweicht und
durchgespült) / 50 g Cashews
(eingeweicht, inkl. Einweichwasser) / 1 Zwiebel / 1 Knoblauchzehe / 100 ml kalt gepresstes Öl
(oder alternativ 100 ml Wasser) /
Saft 1/2 Zitrone oder 1 EL Bao-
babpulver / 2 EL Sojasoße, z. B.
Nama Shoyu (Rohkostqualität) /
2 EL Hefeflocken

Den Grünkohlstrunk jeweils von
den Blättern entfernen, den Kohl
in Stücke reißen und in eine
Schüssel geben. Alle anderen
Zutaten in den Mixer geben
und zu einer homogenen Masse mixen. Fertige Masse über

den Grünkohl geben und einige Minuten in den Grünkohl einkneten. Dann auf die Einschubfächer des Dörrgeräts verteilen und ca. 6–8 Stunden bei 41 °C dörren, bis die Chips knusprig sind.

Pikante Variante:
statt Cashews oder Walnüssen Sonnenblumenkerne oder andere Nüsse verwenden, Gewürze variieren (z. B. Paprikapulver oder Curry oder zusätzlich Sesamkörner in die Marinade geben)

Süße Variante:
schmeckt Kindern sehr gut; in der Marinade statt Zwiebel, Knoblauch, Sojasauce und Hefeflocken 1–2 EL Kakaopulver und 3 EL Agavendicksaft verwenden.

Die Süße kann entsprechend angepasst und die Mischung einfach mit Zugabe von Wasser gestreckt werden.

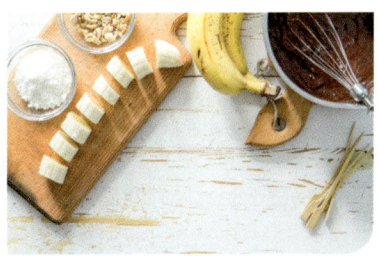

Schokoladen-Bananen-Kuchen

Für den Boden:
200 g Mandeln (wenn möglich, eingeweicht und wieder getrocknet) / 100 g Mandelmehl / 10 sehr weiche Datteln ohne Kern (zu trockene Datteln 3 Stunden in wenig Wasser einweichen und Wasser mit verwerten) / 2 EL Kakao-Nibs / 1 EL Kakaopulver / 1 Msp. Vanillepulver / optional: 1/2 TL Zimt / 1 Prise Salz

Für die Creme:
3 Tassen Cashewkerne (mindestens 2 Std. in Wasser eingeweicht) / 100 ml Agavendicksaft oder Ahornsirup / 100 ml Kokosöl (flüssig, im Wasserbad erwärmt) / 60 ml Kakaobutter

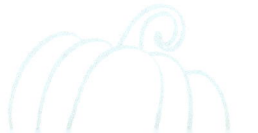

(flüssig, im Wasserbad erwärmt)
1/2 Tasse rohe Kakaobohnen
oder 3 gehäufte EL Kakaopulver / Saft 1/2 Zitrone /
1 TL Vanillepulver / 1 Prise Salz
(nach Geschmack) / ca. 200 ml
Wasser (nach Belieben) /
etwas Kokosöl / 3 – 4 Bananen /
2 EL ungeschälte Hanfsamen
zum Verzieren

Für den Boden:

Mandeln in der Küchenmaschine oder im Trockenmixbehälter
zerkleinern und in eine Schüssel
geben. Die restlichen Zutaten
dazugeben und mit den Händen
verkneten (alternativ in der Küchenmaschine). Eine Springform
mit Kokosöl fetten und die Masse gleichmäßig darauf verteilen
und andrücken.

Für die Creme:

Alle Zutaten für die Creme in
den Mixer geben und so lange
mixen, bis eine homogene Masse
entstanden ist.

2 Bananen längs halbieren und
auf dem Boden verteilen. Den
Rest in Scheiben schneiden. Davon die Hälfte unter die Creme
heben. Die Creme in die Springform geben und gleichmäßig
verteilen. Mit den restlichen
Bananenstücken den fertigen
Kuchen verzieren. Die Hanfsamen gleichmäßig über den
Kuchen streuen. Den Kuchen vor
dem Verzehr mindestens 5 Stunden kalt stellen.

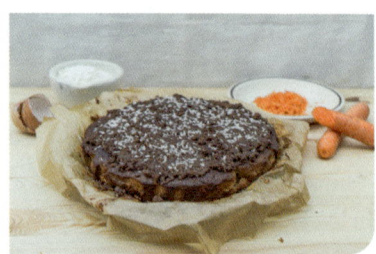

Schokoladen-Möhren-Kuchen

Für den Kuchenteig:

370 g geraspelte Möhre /
80 g Kokosraspeln / 100 g grüne
Rosinen / 150 g gehackte Mandeln (grob oder ganz fein nach
Belieben) / 4 Datteln / 1 Banane / Saft einer Zitrone / Sternanis
und Zimt nach Geschmack

Für die Schokocreme/-glasur:
3 EL Kokosöl (oder, wenn die
Schokolade auch bei Zimmer-
temperatur fest bleiben soll,
alternativ 3–4 EL flüssige Kakaobutter) / 4 EL Cashewmehl, fein
zermahlen, oder Mandelmehl /
4 Datteln / Vanille / jeweils
1 EL Carob oder Kakao /
als Geheimtipp bis zu 3 Tropfen
Orangenöl

Für den Kuchenteig:
Alle Zutaten in eine Schüssel
geben und mit den Händen zu
einem schönen halbfesten Teig
verkneten. Dieser wird dann
in eine Kuchenform gedrückt
und kurz kalt gestellt, damit die
Schokoladencreme im Anschluss
dann auch gleich fest wird.

Für die Glasur:
Alle Zutaten im Mixer gut zu
einer Flüssigschokolade mixen.
Den kalten Kuchen aus der Form
holen und die Glasur darü-
bergießen. Alles glatt rundum
verlaufen lassem und den Rand
seitlich mit einem Backpinsel
anstreichen und nach Belieben

mit Kokosraspeln, Goijbeeren
oder anderen tollen Zutaten
dekorieren. Noch mal kurz kalt
stellen und fertig.

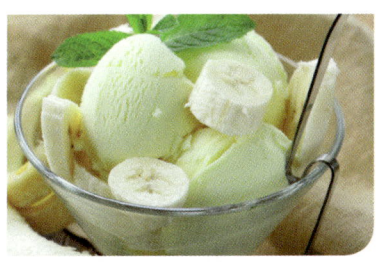

Bananen-Kokos-Eis

2 Bananen, in Scheiben geschnitten und 1 Tag gefroren /
Fleisch einer jungen Kokosnuss /
4 EL Kokoswasser

Alle Zutaten im Mixer pürieren
und sofort servieren.

*Das Eis kann variiert werden
und funktioniert auch ohne Kokosnuss, dann etwas Vanille und
dementsprechend Pflanzenmilch
dazugeben, außerdem Himbeeren, Kakao-Nibs, Kakaopulver,
Ingwer plus Datteln oder andere
Leckereien.*

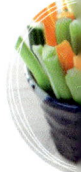

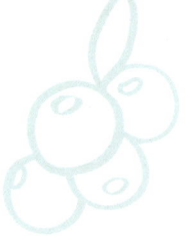

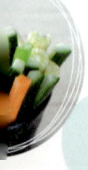

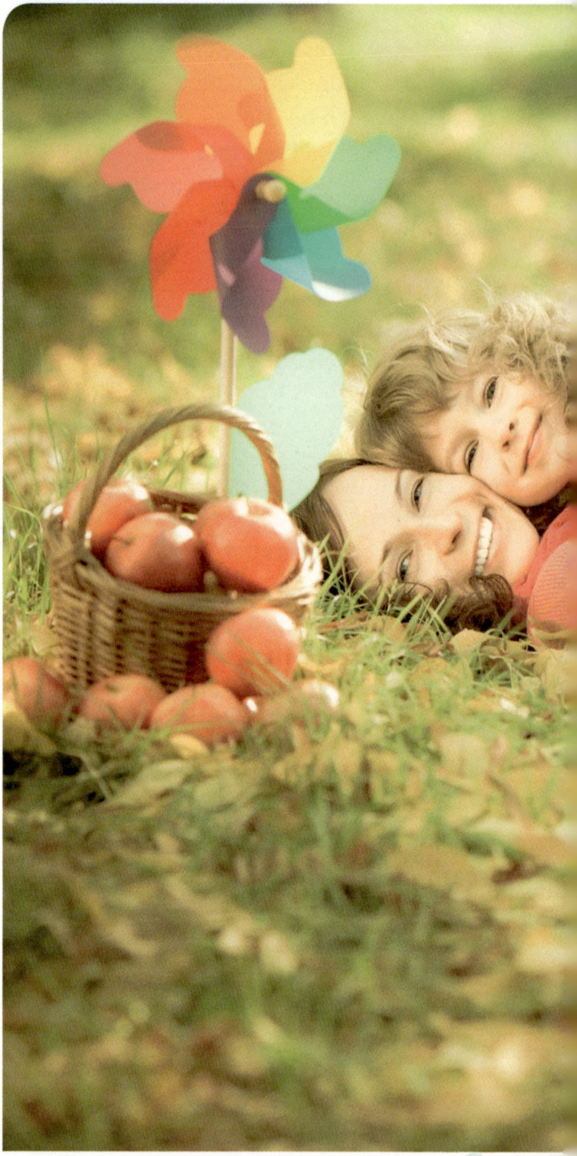

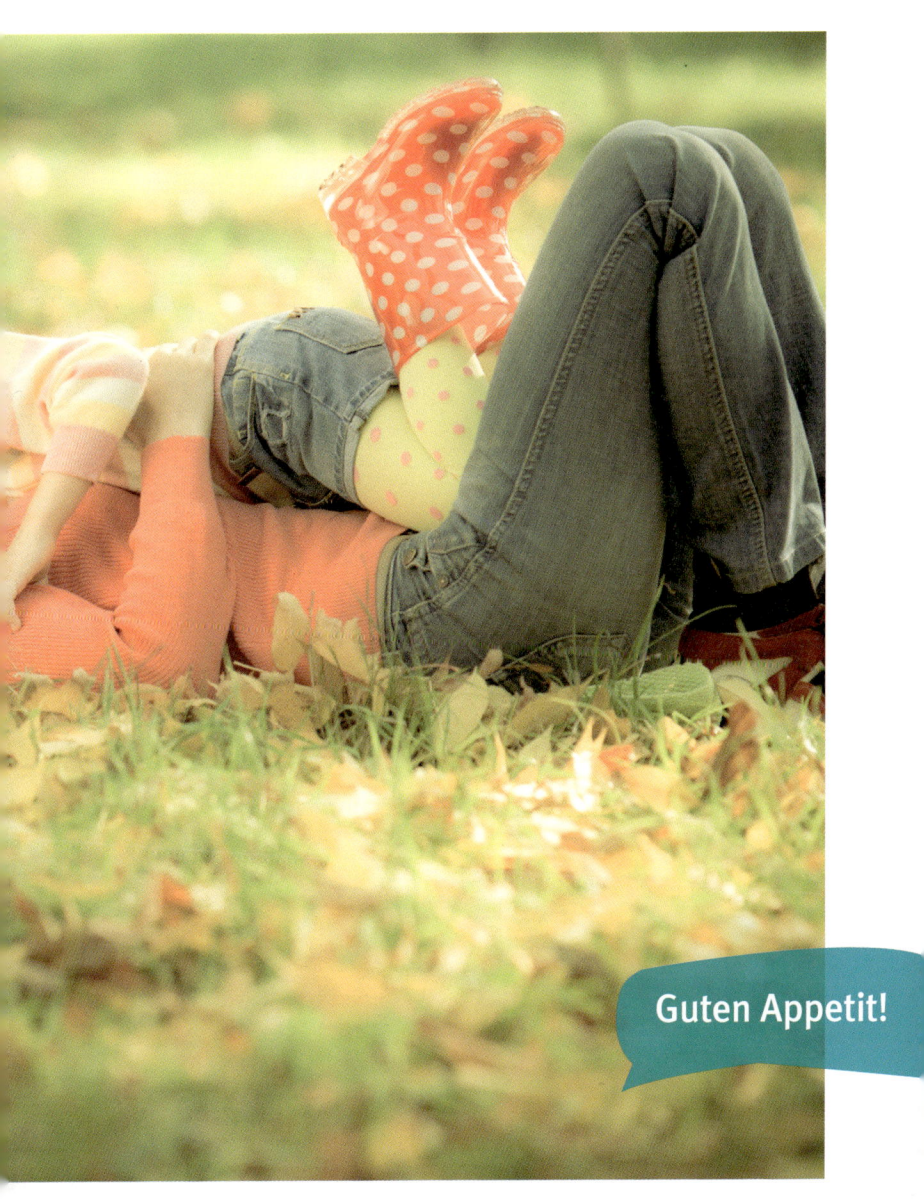

Guten Appetit!

Rezeptregister

Der Abdruck folgender Rezepte erfolgt mit freundlicher Genehmigung von Florian Sauer und Peter und Veronika Sauer:
Beerenspeise / Hanf-Früchte-Frühstück /Mozzarella /Schokoladen-pudding /Kokos-Grießbrei /Kokos-Mango-Creme /Flocken-Müsli / Amarant-Riegel /Kinder-Pralinen /Birnenplätzchen /Gelbe süße Sahne /Schokoladen-Möhren-Kuchen /

Florian Sauer / www.DeinGesundheitslehrer.de
Peter und Veronika Sauer / www.naturkost-schule.de

Kinderfreundliche Küchengeräte ohne Strom sowie weitere Infos erhalten Sie ebenfalls bei Florian Sauer sowie weitere günstige Hochleistungsmixer auf www.klarstein.com.

Über die Autoren

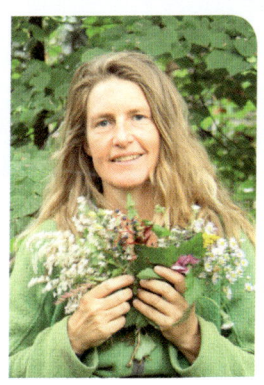

Simone Vetters studierte Geografie, Zoologie und Botanik und führte 10 Jahre lang mit ihrem Lebenspartner ein ökologisch wirtschaftendes Weingut. Seit 2005 bietet sie selbstständig Fasten-, Wildkräuter- oder Barfußwanderungen, Kräuterexkursionen und Survivaltrainings mit Naturkunde und Übernachtung im Freien sowie Fasten-, Rohkost-, Detox- und Ernährungs-beratungswochen u. a. mit Ruediger Dahlke an. Bei ihm absolvierte sie seit 2010 zudem Fortbildungen in Integraler Medizin und eine Ausbildung zur Atemtherapeutin.

Nähere Informationen zur Autorin finden Sie unter: www.fastenundwandern.info

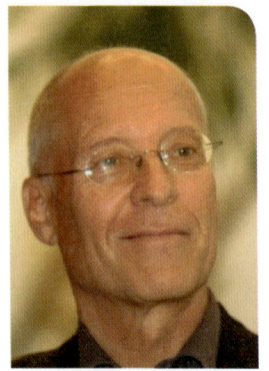

©Foto: GLV PRESS

Dr. med. Ruediger Dahlke arbeitet seit 38 Jahren als Arzt und Seminarleiter, Autor und Trainer. Er hat mit Büchern zur Krankheitsbilder-Deutung u.a. eine ganzheitliche Psychosomatik begründet, die bis in mythische und spirituelle Dimensionen reicht. In Seminaren und auf Reisen führt er in die Welt der Seelenbilder und regt zu eigenverantwortlichen auf Entwicklung zielenden Lebensstrategien an.

Sein Ziel, ein Feld »ansteckender Gesundheit« aufzubauen, spiegelt sich auch in den Büchern der »Peace-Food«-Reihe, die die vegane Bewegung mitbegründet haben, bis hin zu »Geheimnis der Lebensenergie«. Er leitet die Ausbildungen »Integrale Medizin« für die deutsche Ärztekammer, Ernährungsberater(in) »Peace-Food« und Entspannungs-Trainer.

Nähere Informationen zum Autor finden Sie unter: www.dahlke.at

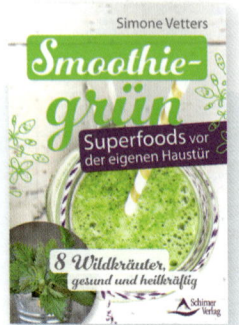

Simone Vetters
Smoothiegrün – Superfoods vor der eigenen Haustür
8 Wildkräuter, gesund und heilkräftig
ISBN 978-3-8434-5131-4

Weitere Titel der Autorin
erschienen im Schirner Verlag

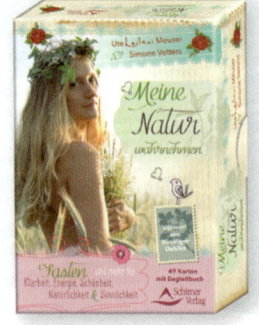

Ute Leilani Meuser,
Simone Vetters
Meine Natur wahrnehmen
Fasten und mehr für Klarheit,
Energie, Schönheit,
Natürlichkeit & Sinnlichkeit
49 Karten mit Begleitbuch
ISBN 978-3-8434-9078-8

Weiterführende Literatur zum Thema

Boucke, Laurie/de Vries, Martin: TopfFit! Der natürliche Weg mit und ohne Windeln. tologo Verlag, 2010.

Boutenko, Victoria: Green for Life. Hans Nietsch Verlag, 2010.

Boutenko, Victoria: Die Vitalrohvolution – 12 Schritte zu lebendiger Nahrung. Omega Verlag, 2010.

Brosius, Ralf: Wildkräuter – meine Lebensretter aus der Natur. Kösel-Verlag, 2012.

Dahlke, Ruediger: Peace Food – Wie der Verzicht auf Fleisch und Milch Körper und Seele heilt. GU, 2011.

Dahlke, Ruediger: Peace Food – vegan einfach schnell. GU, 2013.

Dahlke, Ruediger: Das Geheimnis der Lebensenergie in unserer Nahrung. Arkana, 2015.

Dahlke, Ruediger: Das Lebensenergie-Kochbuch. Arkana, 2016.

Delias, Andrea; Delias, Michael: Naturgeburt: Langzeitstillen, Windelfrei, Natürliche Säuglingspflege und Lebensweise. Die Wurzel, 2016.

Hochstrasser, Urs: Kinderernährung lebendig und schmackhaft. Verlag Ernährung & Gesundheit, 2015.

Niederer, Marianne: Gesund von Geburt an. BoD, 2012.

Nöcker, Rose-Marie: Das große Buch der Sprossen und Keime. Heyne Verlag, 1992.

Schmidt, Nicola: Artgerecht – Das andere Baby-Buch. Kösel Verlag, 2015.

Strauß, Markus: Köstliches von Hecken und Sträuchern – bestimmen, sammeln und zubereiten. Hädecke, 2015.

Strauß, Markus: Die 12 besten Wildbeeren – bestimmen, sammeln und zubereiten. Hädecke, 2015.

Bildnachweis:

Bilder von der Bilddatenbank Shutterstock:

Schmuckelement: # 304697231 (© Kraphix); Alle weiteren: S.1/10 # 167467136 (©Yuganov Konstantin), S.3/96 # 192188090 (©ambrozinio),S. 4/6/79/124 #174830828 (©Evgeny Karandaev), S.4/78/93/94 # 98354027 (©Maryna Pleshkun), S.5 # 288091649 (©FamVeld), S.7 # 259189655 (©Jeff Wasserman), # 338049326 (©bitt24), S.8 # 344663747 (©Maria Shumova), S.9 # 130990433 (©YuliaKotina), S.15/94 # 300381866 (©Elena Shashkina), S.17 # 273256763 (©Jack Frog), S.20 # 151557827 (©Anna Hoychuk), S.22 # 296141300 (©Tatiana Bobkova), S.24 # 311967932 (©Daxiao Productions), S.26 # 85297780 (©Shestakoff), S.28 # 275000261 (©Evgeny Karandaev), S.31 # 217706155 (©Umpaporn), S.32 # 227512357 (©Gayvoronskaya_Yana), S.36 # 90723193 (©Cherry-Merry), S.39 # 352338452 (©kostrez), S.41 # 227800492 (©Iryna Melnyk), S.42 # 229443985 (©HandmadePictures), S.43 # 141618358 (©Iryna Melnyk), S.44 # 271887050 (©Ekaterina Kondratova), S.46 # 305419970 (©S-Photo), S.47 # 336999863 (©B.and E. Dudzinscy), S.49/66 # 139153031 (©viki2win), S.51 # 234031096 (©Katya Shut), S.54 # 154934213 (©bitt24), S.57 # 315824090 (©Nataliya Arzamasova), S.58 # 119224309 (©Olga Miltsova), S.59 # 327379634 (©OlgaPonomarenko), S.61 # 267442781 (©Olga_Phoenix), S.64 # 135680561 (©zoryanchik), S.67 # 248673898 (©Quanthem), # 338137478 (©markoflex), S.68 # 158808470 (©mchin), S.69 # 352903262 (©abc7), # 258587402 (©MaraZe), S.70 # 275354810 (©Marina Shanti), S.71/117 # 145787174 (©Lusie Lia), S.72 # 212966800 (©Antonova Anna), S.73 # 215593291 (©ISchmidt), S.76 # 277588340 (©Oleksandra Naumenko), S.77 # 259189655 (©Jeff Wasserman), S.81 # 286878530 (©MaraZe), S.83 # 194628284 (©Kunertus), S.84 # 253364281 (©Jiri Hera), S.85 # 187316045 (©Gayvoronskaya_Yana), S.86/92 # 107873111 (©redstone), S.86/89 # 135047078 (©Cristian Sabau), S.87 # 187316045 (©Gayvoronskaya_Yana), # 273130721 (©Zoeytoja), S.87/91 # 187158575 (©Sokolova Maryna), S.87–90 # 106107371 (©Nitr), S.88 # 338049326 (©bitt24), # 296495030 (©CatchaSnap), S.88/109 # 48811201 (©OJenny), S.89 # 276729842 (©Lecic), # 113345023 (©Katsiaryna Drobysheva), S.92 # 116051548 (©Olyina), S.93 # 187303625 (©A_Lein), # 175721078 (©zakalinka), S.93–122 # 311967932 (©Daxiao Productions), S.94 # 284427479 (©Elena Nasledova), S.95 # 270682844 (©JeniFoto), # 200939360 (©Silberkorn), # 129470147 (©ISchmidt), S.96 # 322386128 (©AJCespedes), S.97 # 104093456 (©tama2012), # 300661724 (©Dream79), S. 98 # 222829621 (©larik_malasha), # 283227494 (©Ingrid Balabanova), # 97568759 (©MNStudio), S.100 # 76093903 (©Anna Hoychuk), # 217588741 (©Lucky_elephant), S.101 # 206260978 (©Tiramisu Studio), # 76093903 (©Anna Hoychuk), S.102 # 234515743 (©DUSAN ZIDAR), S.103 # 177165293 (©A_Lein), S.105 # 317372867 (©FotoCuisinette), # 307590992 (©Slavko Savic), S.106 # 227800492 (©Iryna Melnyk), # 161133140 (©Katarzyna Wojtasik), S.107 # 352338452 (©kostrez), # 229443985 (©HandmadePictures), S.108 # 182683421 (©verca), # 248233210 (©Magdanatka), # 106107371 (©Nitr), S.109 # 122902279 (©HandmadePictures), # 350851319 (©Pikoso.kz), S.110 # 211330411 (©Elena Veselova), # 315824090 (©Nataliya Arzamasova), S.111 # 297894188 (©Elena Shashkina), # 265878701 (©Magdalena Paluchowska), S.112 # 173313452 (©A_Lein), # 308898437 (©Nataliya Arzamasova), S.113 # 251408752 (NADKI), # 315824090 (©Nataliya Arzamasova), S.114 # 130990433 (©YuliaKotina), # 196913867 (©wsf-s), S.115 # 55731643 (©Anna Hoychuk), # 345966503 (©Oksana Mizina), S.116 # 130990433 (©YuliaKotina), # 67735777 (©Eva Gruendemann), # 139145330 (©Alena Ozerova), S.117 # 367659446 (©Julie208), # 326535668 (©Alex Gor), # 145787174 (©Lusie Lia), S.118 # 231904813 (©leonori), # 221167114 (©Brent Hofacker), S.119 # 277588340 (©Oleksandra Naumenko), S.120 # 157144439 (©RubinowaDama), S.121 # 290309480 (©Dream79), S.122–123 # 212727313 (©Sunny studio), www.shutterstok.com

S.105 © Simone Vetters